# からだの「衰え」は口から　歯と健康の科学

## 健康寿命を左右する口のケアの最前線

水口俊介　著



ブルーバックス

装幀／五十嵐 徹（芦澤泰偉事務所）
カバーイラスト／出口敦史
本文・目次デザイン／齋藤ひさの
本文図版／さくら工芸社
付録イラスト／秋本祐希
構成／高橋知子

# はじめに

皆さんが最後に歯科医院に通ったのは「いつ」でしょうか。

数ある書籍の中からこの本を手に取られたということは、現在、ご自身の歯の健康について気になることがあり、通院中という方もいることでしょう。あるいは、歯について関心はあるものの、仕事などが忙しく、歯科医院からは、しばらく足が遠のいているという方もいるかもしれません。ただ、企業で行う健康診断では、一部の業務に従事する人を除き、法的には歯の検診は義務付けられていないため、歯の健康をチェックするには、自らが歯科医院に足を運ぶほかありません。

一方で、高齢期になると全身の健康状態のみならず、口の中にもいろいろな問題が生じます。そして、その原因の多くは、自分の口の中のことは二の次になってしまっている働き盛りの頃に発生すると考えられます。そのため、高齢になって生じる問題の芽を、少しでも早い段階で摘むことが重要になってきます。

では、高齢期に発生する口の問題とは何でしょうか。

私は大学病院で高齢者歯科という診療科に所属していました。1989年に設定された診療科ですが、開設当時はものすごくたくさんの方が治療を希望し、来院されました。昼食をとる間もなかったほどで、特に連休のはざまなどは大変だったことを覚えています。

しかも、こうした治療の多くは単純なむし歯などではありません。むし歯や歯周病が多発し、かみ合わせが崩壊しているなど、治療の難しいケースがほとんどでした。そのうえ、高血圧や高脂血症、糖尿病などの病気を抱えていることも多く、基礎疾患の影響で通常の治療より高い技術が要求され、時間もかかる治療ばかりでした。読者の皆さんには、こうしたリスクを少しでも減らすため、本書を読んで、ご自身の口に関心を持ち、現在や将来の口の状態を知っていただきたいのです。

さて、私は診療中によく聞かれることがあります。それは、次のような内容です。

「いつまで歯の治療やケアに通えばよいですか?」

皆さんはこの質問を聞いて、どれくらいの期間を思い浮かべますか。これについて、私は決まって「生涯にわたってですよ」とお答えするようにしています。その理由は、口の健康が、全身の健康にとっても非常に重要な意味を持つからです。

では、体全体で見ると小さな消化器官の存在が、なぜ全身の健康と関係するのでしょうか。本書ではその理由を最新科学の知見から紹介していこうと思います。この事実を知れば、体の衰えは口から始まるのだということ、そして口のケアが、健康で過ごすためにいかに大切かということも理解していただけると思います。

それでは本書の具体的な内容を見ていきましょう。序章ではまず、私たちが置かれている歯の現状を確認していきます。世代によって傾向が異なる歯の「現在地」を紹介しますので、ご自身に当てはめて読んでみてください。

第1章と第2章では、そもそも人間の口の中はどんなふうになっているのか、知っているようで知らない機能や精緻なメカニズムを紹介します。たとえば咀嚼するという行為は口の動きではありますが、脳を詳しく調べてみると、目に関連する領域が活動していることが明らかになっています。その驚きの理由は後ほど触れることにしましょう。生涯にわたる健康のために、自分の口の中を知ることは有用なはずです。

第3章では、歯の天敵、歯周病やむし歯について取り上げます。ここで強調しておきたいのは、本章で取り上げるのは単なる歯の病気の話ではなく、歯の病気がいかに全身の病気と関連があるか、ということです。たとえば、口の中にいるレッドコンプレックスと呼ばれるグループの細菌たちが体の中に入り込み、全身で悪さをするようになると非常に厄介です（名称からして体に悪そうですね)。心疾患、認知症などとの関連が研究で報告されており、歯周病やむし歯を侮ってはいけないことをわかっていただけるかと思います。

そして、第4章以降では、特に中高年の方が置かれている歯の現状や実際の治療について説明していきます。私自身、老年歯学を研究分野の一つとしていますが、中高年の歯について知ることは健康長寿を達成するうえで大変重要なことです。特に、食べ物を噛んだり飲みこんだりする機能の低下を表す「オーラルフレイル」という概念や、近年新たに病気として認識された「口腔機能低下症」という口の状態については、ぜひ知っておいてください。

このほかにも、義歯の取り扱いや最新の治療技術、さらには、歯のケアの「一丁目一番地」である「正しい歯磨き」について、図も使いながら丁寧に紹介していきます。

本書は、口や歯に関わる困りごとがある方にとっては、科学的な知見やご自身の状況を知るための一冊に、また本書をきっかけに「歯のことを知る」という方にとっては、日常生活やセルフケアのために役立つ一冊になるはずです。

健康は「口」から始まります。人生100年時代といわれる今、長く健康でありつづけるために、本書を存分に活用してください。

## 第2章「噛む」を科学する――咀嚼は脳と口の「共同作業」 47

# 第3章 歯周病とむし歯——歯の健康と全身の病気との関わり 73

# 第4章 中高年は歯のケアが健康のカギ
## ――歯を守って「衰え」を防ぐ 109

# 第7章 最新歯科技術はどこまで進んでいるか

# 序章

# 「健康」は口から

## ——日本人の歯の現状

## 0-1 健康も生活の質も口次第!?

新型コロナウイルス感染症が蔓延していた時期は、ほとんどの人がマスクを着けていたので、人に会っても顔の上半分を見ただけでは誰かわからず、話しかけられてはじめて「ああ、○○さん」と気づくことがよくありました。意外に思うかもしれませんが、口もとは、人を判別するために貢献しています。

実は、口には驚くほどいろいろな役割があります。まずは「息をする」「食べる」が挙げられます。また、「表情をつくる」「話す」といったコミュニケーションの道具としても使われています。

本書はこの中でも特に「食べる」に焦点を当てています。というのも、この「食べる」ということに着目してみると、あらためて口が健康に大きく関わっていることがわかるからです。

たとえば高齢者では、さまざまな原因のために口から食べることが困難な人がいますが、近年、高齢者だけでなく、子どもでもうまく食べられないケースがあることが社会問題として注目されてきました。**口腔機能発達不全症**ともいわれる症状です。通常、私たちは成長に伴って乳《にゅう》臼歯《きゅうし》、これは一番奥の歯と奥から2番目の歯のことですが、この歯が出てきてはじめて上顎と下顎が正しくかみ合い、すり潰すような咀嚼の運動が可能となります。しかし、歯が出てくる位置によっては、適切な咀嚼運動ができず、口の機能の発達の妨げになることがあります。また、睡眠時の姿勢が悪いと顎にひずみが出てきて、かみ合わせが悪くなるということもあります。こうした原因により、口腔機能発達不全症が生じると考えられているのです。

このような背景も一つの要因となり、国も社会も「食べる」ことがいかに大事かを考え、2005年に「食育基本法」を制定し、子どもたちが食に関する知識を習得して健全な食生活を実践するため、食育に取り組むようになりました。私たち人間が「食べる」というのは、野生動物が食べるのとは違う部分が多々あります。心身を健全に育み、豊かな人間性を育むためには、食に関する正しい教育が必要なのです。

また、人間をはじめとする比較的高等な生物を「管」にたとえることがあります。管の入り口が「口」で、出口が「肛門」です。口から消化管に入った食物は、消化液と胃袋でもまれ、小腸で栄養を吸収され、大腸で水分を吸収され、やがて便となって肛門から排泄されます。こう考えると、口は、生存に必要な水分や栄養を摂取する体の入り口で、全身の健康と切り離せない存在といえるかもしれません。

このあと第3章では、口の中の細菌の話もしていきますが、その細菌という視点でも、口は全身の健康に関わることがわかってきています。その一例として、口腔内の細菌である歯周病の原因菌をマウスに投与すると、腸内細菌のバランスが変化し、腸のバリア機能が低下して炎症が生じることが判明しました。腸内細菌の研究は進歩しており、さまざまな病気に関連することがわかってきています。将来的に「口の細菌―腸内細菌―身体の健康」の3つの関連性がより明確になれば、「口の中の細菌をコントロールする（口をケアする）→病気が防げる」という可能性がでてくるかもしれません。QOL（生活の質）にも大きな役割を果たしているといえるのです。

## 0-2 若年層でも要注意 「歯周病」は大きなリスク

では、本書を始めるにあたり、まずは歯の代表的な2つの病気について、日本人の罹患の現状を見ていきましょう。

まずは**歯周病**です。今やその名はすっかり定着しましたが、以前は「歯槽膿漏《しそうのうろう》」と呼ばれていました。症状の一つとして、歯ぐきから血や膿が出ることがあるからです。しかし、歯周病がどんな病気かをより正確にいうなら、「歯の汚れ（歯垢、プラーク）によって生じる、『歯』と『歯を支えている骨や周囲の組織』との境目に起きる炎症」ということができます（詳しくは第3章で説明します）。

歯周病をあまり深刻に受け止めていない方もいるかもしれませんが、炎症が進行すると歯と歯ぐきの境目の溝がどんどん深くなっていき（歯周ポケット）、やがて「歯を失う」こともある恐ろしい病気です。実際に、永久歯が失われる原因は、歯周病が最も高く37・1％、次いでう蝕《しょく》（むし歯）が29・2％、破折《はせつ》（かみしめや外傷などによる）が17・8％となっています（図0-1）。当然ながら、歯を失うと食べ物を十分に噛めなくなることから、食物摂取や栄養のアンバランスを招き、将来の要介護状態にもつながると考えられています。

歯周病に罹患している人は、意外に多くいます。2022年の歯科疾患実態調査によると、深さ4ミリメートル以上の歯周ポケットを有する人の割合は、45～54歳で約44％、55～64歳で約48％、65～74歳で約56％と、中年期以降の約半分の人は歯周病であることがわかります（図0-2）。

それなら若年層は心配ないかというと、そういうことではありません。同調査（2016年）において、歯肉に所見を有する人（歯肉出血・歯石・歯周ポケットのいずれかが認められた人）が、35～69歳の年代では約7割、15～34歳の年代でも5割以上いると報告されたのです。これは、歯周病や歯周病の予備軍を含むと考えられます。

歯周病は、初期段階だと自覚症状があまりなく、自分でチェックするのも容易ではないため、歯周病になっていることに気づかないケースもよく見られます。自分では知らないうちに罹患し、進行してしまうことが多いのです。

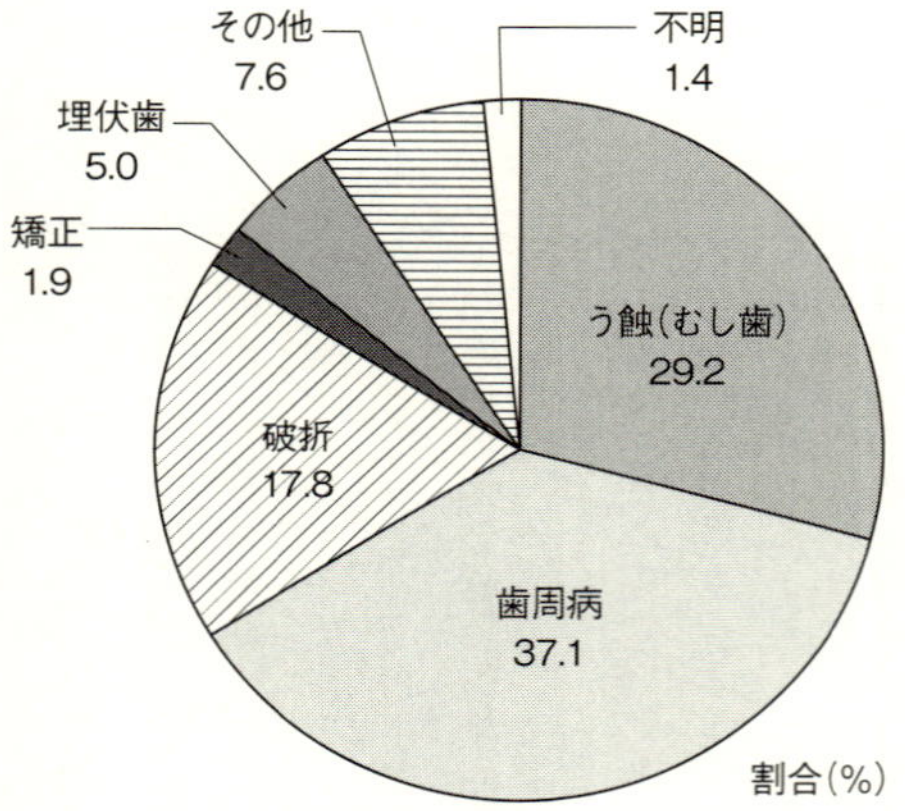


**図 0-1　歯を失う原因**　＊公益財団法人 8020 推進財団．第２回永久歯の抜歯原因調査（2018 年）より

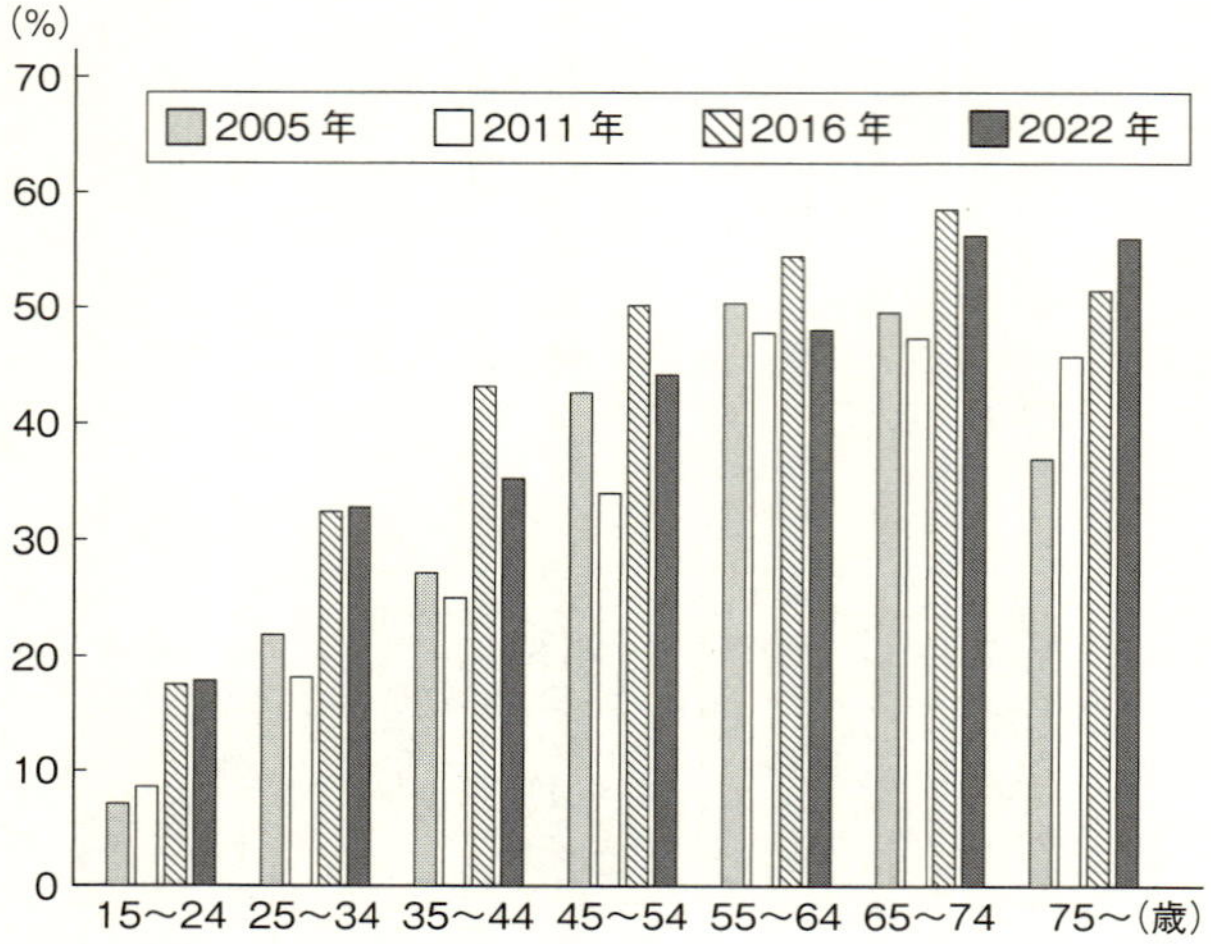


**図 0-2　年代別・歯周ポケット４ミリメートル以上を有する人の割合の年次推移**　＊2022 年の歯科疾患実態調査より

また、歯周病は慢性炎症で、常に体内に細菌を保有している点も、非常に恐ろしい病気といえます。

たとえば、歯周病原菌から動脈硬化を誘導する物質が発せられることから、血流が阻害されて狭心症・心筋梗塞や脳梗塞を引き起こしやすくなります。あるいは、糖尿病になると抵抗力が弱くなって感染症にかかりやすくなるため歯周病が重篤になること、反対に、歯周病があると糖尿病のコントロールがうまくいかなくなることも明らかになってきました。ほかにも、歯周病に罹患している妊婦は低体重児を早産するリスクが高まることや、骨粗鬆症《こつそしょうしょう》により歯周病の進行が加速するという説、骨粗鬆症薬の服用者は抜歯後の顎骨《がっこつ》が壊死しやすいことなど、歯周病と関連するやっかいな事象が多く報告されています。

歯周病は、口の中の病気だけにとどまらず、全身の健康を脅かし、他の病気にも影響する恐れがあるものなのです。これは、中年期以降に限らず、若年層も含めたすべての年代の人にぜひ知っておいてほしいことと考えています。

歯周病を防ぐには歯磨きが一番です。とはいえ、2〜3日歯磨きをしなかったからといって歯周病は発症しません。初めのうちは歯肉に炎症が起こるだけなので、歯磨きを再開すれば炎症はおさまって元に戻ります。しかし、長く磨かない状態がつづく、あるいは、常に歯垢が残っている箇所があると、そこに歯周病が発生します。

歯磨きの目標は、まず磨き残しを全体の20％以下にすることです。20％と聞くと、「そんなに汚れが残っていてもいいの？」と思うかもしれません。しかし、歯と歯の間の汚れは簡単に落とすことができず、歯ブラシだけの使用では、歯間部の磨き残しが38・8％もあるという調査結果があるのです[*1]。最終的には全体の10％以下を目指していただきたいと考えています。

そのため、歯ブラシに加えて歯間清掃の道具を使って、歯の隙間まできちんと汚れを除去する必要があります。歯ブラシとともにデンタルフロスを使うと歯間部の磨き残しは約21％、歯ブラシと歯間ブラシを使うと約15・4％まで減らせるとされています。また、ほんのわずかですがきちんと磨けている人はいるので、磨き残しを極力少なくすることも不可能ではありません。

ただ、自分では毎日しっかり歯を磨いているつもりでも、うまく磨けていない部分があったりすると歯周病が発生する恐れはあります。そのような事態を防ぐために、歯科医院で歯科衛生士や歯科医師に正しい歯の磨き方を教えてもらったり、汚れが残ってしまう箇所をチェックしてもらったりするといいでしょう。定期的に歯科医院に通って、口の中を診てもらったり、必要に応じて歯石の除去やクリーニングをしてもらったりしましょう。

本書の後半でも「正しい歯の磨き方」を紹介しているので、それを参考にしながら、正しい歯磨きの習慣を身につけることもできます。

歯磨きは、歯周病だけでなくすべての歯科治療の基本です。また、歯周病に関連していると考えられる他の病気や症状も存在することから、健康の基本といっても過言ではありません。したがって、それぞれが歯磨きの重要性を認識して、正しい歯磨きを毎日実行することが大切です。

歯周病対策として、２００４年度から老人保健事業の歯周疾患検診の対象が、それまでの40歳と50歳だけでなく、60歳と70歳にまで拡大されました。これにより中年期からプレ高齢期に至る歯周疾患の検診が開始されたのですが、これは義務ではありません。歯周病が引き起こす重大な症状や病気のことを考えると、他の医科的な検診項目と同様に、実施しなければならないという法的な拘束が必要だと思われます。

歯周病については、この後の第３章であらためて詳しく説明します。

## 0-3 むし歯は高齢になるほど増加

歯の病気として、もう一つ大きいのはむし歯でしょう。正式には**う蝕**と呼ばれる感染症で、ミュータンス菌を中心とするむし歯菌が酸を産生し、歯を溶かすことによって発症します。

２０２２年の歯科疾患実態調査では、80歳で20本以上の歯を有している人の割合が51・６％であることが示されました（図０-３）。グラフを見てわかるように、１９９３年からの６年ごとの調査結果を見ると、20本以上の歯がある人の割合は、世代が上がるほど、年ごとに急激に増え

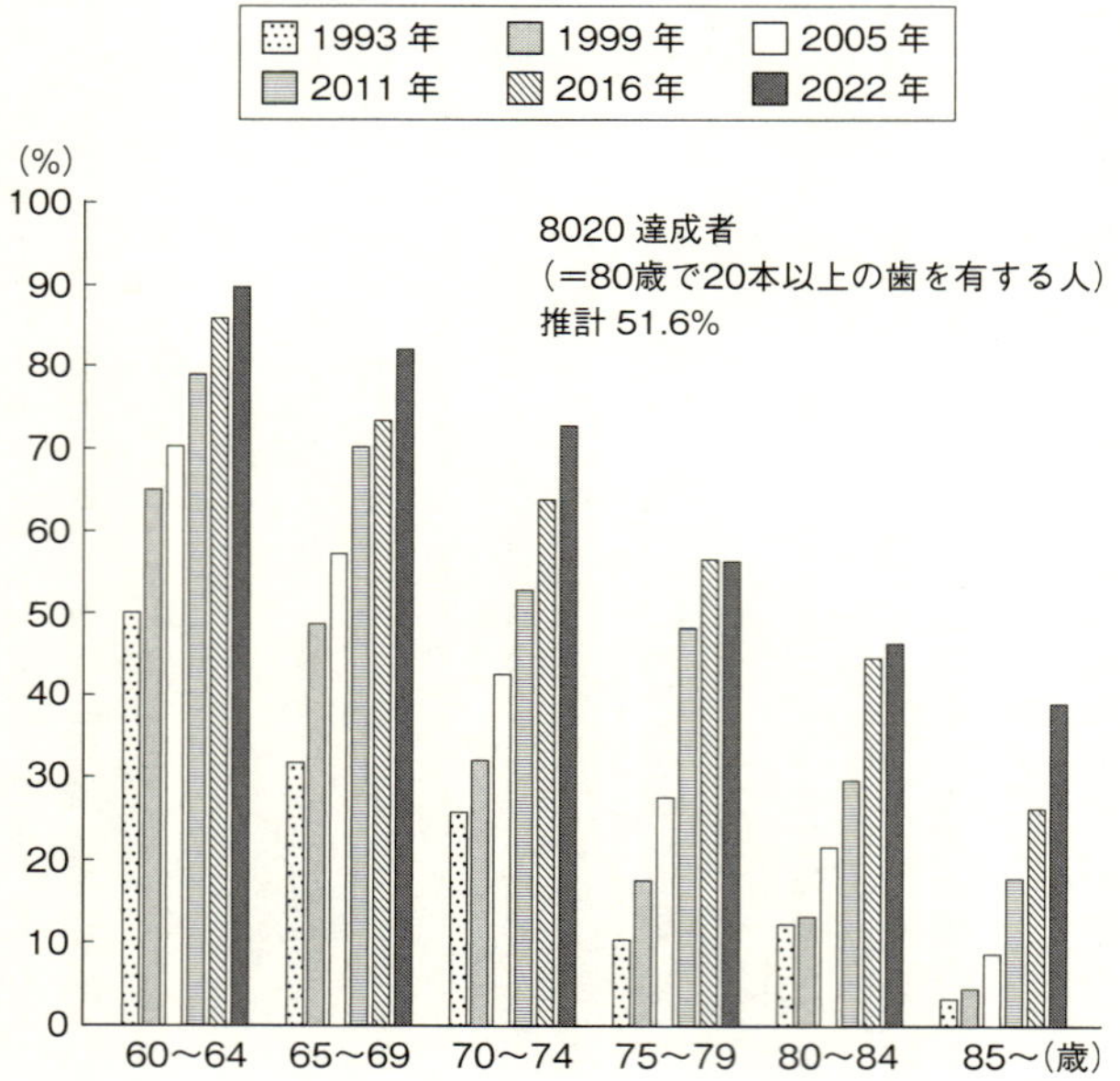


**図 0-3　20 本以上の歯を有している人の割合**
8020 達成者は 75 ～ 85 歳未満の数値からの推計／ 2016 年の調査のみ調査周期は５年　＊ 2022 年の歯科疾患実態調査より

ています。今後もこの流れは続き、80歳以上の多くが自分の歯を20本以上有している状況がやってくると考えられます。このことは日本の歯科保健の輝かしい業績といってもいいではないと思います。しかし新たな問題も発生しています。それがむし歯です。

同調査で、むし歯を有する人の割合が、高齢者の残存歯が多くなるにしたがって増加していることが明らかになりました。高齢世代では、多くの人がむし歯治療後の歯に詰め物やかぶせ物をしていると思われるので、その詰め物やかぶせ物と歯の境目にできるむし歯が多いと考えられます。

このように、詰め物などをした歯に再発するむし歯は**2次う蝕**と呼ばれています。詰め物やかぶせ物と歯との間に隙間があるとそこから細菌が侵入してしまうので、むし歯が発生しやすいのです。すでに治療履歴のある歯の場合、むし歯がより奥深くに進行することが多いことから、2次う蝕では神経に達したり歯を抜いたりというケースも少なくありません。

もう一つ、高齢世代で気になるむし歯のパターンは、歯ぐきが下がって露出した歯の根の表面にできる**根面う蝕**です。ここは酸に弱い象牙質《ぞうげしつ》（歯の本体を形づくっている部分）の露出によって、むし歯ができやすいのです（第3章で詳しく説明します）。

2次う蝕と根面う蝕がほとんどである高齢世代では、「むし歯がある人の割合＝自分の歯を持っている人の割合」といっても過言ではありません。自分の歯がたくさん残っていると、それだけむし歯になる可能性は高まるのです。つまり、近年は歯を持っている中高年や高齢者が増えたため、昔に比べて中高年や高齢者のむし歯も増えているので、むし歯対策は子どもだけでなく高齢者に対しても注力しなければならないといえます。

また、唾液には口の中の酸を中和する機能がありますが、高齢になるとその唾液量が少なくなることも、むし歯の発生につながります。

おまけに「もう年寄りだから、歯も磨かんでええわ」といって軽く見てしまうような**口腔リテラシー**（口腔の健康への関心度）の低下が、ちょっとずつ歯磨きをいい加減にしていき、その結果、むし歯が増えるとも考えられます。

これは、まさに要介護へのアクセルを踏むことにもつながります。高齢になっても、もちろん歯は磨いてほしいのです。

一方で、現在は昔と異なり、子どもたちにむし歯が頻発するという状況ではありません。保護者の意識や自治体・学校におけるフッ素でのうがい＝洗口などによって、子どものむし歯は激減しています。ただし、ネグレクト（育児放棄）を受けている子どもや学校に行けていない子どもなど、教育や管理が行き届いていない子どもたちは、昔のようにむし歯を抱えています。口の中についても健康格差を解消しなければならないと考えます。

むし歯についても、第3章でさらに掘り下げていきましょう。

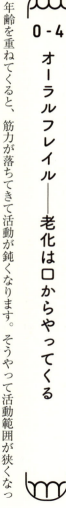

## 0-4 オーラルフレイル——老化は口からやってくる

年齢を重ねてくると、筋力が落ちてきて活動が鈍くなります。そうやって活動範囲が狭くなったり、あるいは仕事をリタイアしたりすると、社会との接点が減り、自分の健康に配慮することも少なくなる「健康リテラシーの低下」が生じ、何か具体的な病気になっていなくても、徐々にさまざまな機能が低下して体が弱まってきてしまいます。このような状態を「フレイル」と呼びます。

フレイルの行きつく先は要介護や死なのですが、このフレイルの過程やきっかけにあるものとして、口の中のフレイル、つまり**オーラルフレイル**が注目されています。後ほど詳しく紹介しますが、口腔の機能の弱まりを表す概念で、口の中のむし歯や歯周病によって、かたい物が噛めなくなり、食事の栄養バランスが崩れることも一因と考えられています。この「オーラルフレイル」という概念は本書の重要なテーマの一つですので、ぜひ覚えておいてください。

日本での現状はどうかというと、最近では、高齢者だけでなく、50歳以上の壮年期でもかなりの割合でオーラルフレイルが生じているという報告が寄せられはじめました。少しでも早くから意識して気をつけないと、口の機能が衰えはじめてしまい、高齢に達するころには、すでにオーラルフレイルやフレイルになっていて、要介護の入り口に立ってしまっている、ということもありえるのです。

では、オーラルフレイルにならないよう、口の健康を維持するためには、どうしたらいいのでしょうか。

オーラルフレイルの直接的な原因はむし歯や歯周病なので、まずはきちんと歯磨きをすることが最も重要です。自己流では正しく歯を磨けないことが多いので、先述したように歯科衛生士の指導を受けましょう。むし歯や歯周病を指摘されたら、すぐに治療することも大切です。むし歯になっていても、初期段階であれば削らずに経過観察のケースもありますし、歯周病になっていても、軽度の場合は歯磨きと歯石除去を行えば改善します。そして、定期的なメンテナンスを続けることが重要になります。この習慣をずっと続ければいいのです。そんなに難しい話ではありません。

本書の導入にあたり、日本人の「歯」が置かれている現状について説明しました。ちょっとドキッとした方もいるのではないでしょうか。次章では今日からケアを行うにあたり、まずは、私たち人の歯はどんなふうに並び、それぞれにどんな役割があるのか、また、口の中を構成する歯以外のパーツについても詳しく見てみましょう。知っているようで知らない空間がそこには広がっているはずです。

# 第1章

# 口の中に広がる世界

## ——知っているようで知らない構造

## 1-1 口を構成する〝登場人物たち〟

序章では日本人の歯が置かれている現状を中心に説明しました。本書ではこうした歯の病気と全身の疾患とのつながりや、中高年の方々が気を付けるべきことなどを科学的な視点に立って紹介していきますが、皆さんはそもそも「口の中」＝**口腔**のことをどれくらい知っていますか。口腔を構成するパーツや、その役割について案外正確には答えられないな、という人もいるのではないでしょうか。

序章で述べたように「口」は食物摂取、コミュニケーション（発音発語）という重要な機能に加えて、喜怒哀楽や微妙な心情変化を表すことのできる機能を持っています。それほど重要な役割を担っている口ですが、口腔と表現したとき、主な器官は**歯**、**口唇**《こうしん》、**頬**、**口蓋**《こうがい》、**舌**、**唾液腺**になります（図1-1）。加えて、この口を動かすために口のまわりには多くの筋が走っています。では、口を構成する登場人物たちについて、まずは詳しく見ていきましょう。

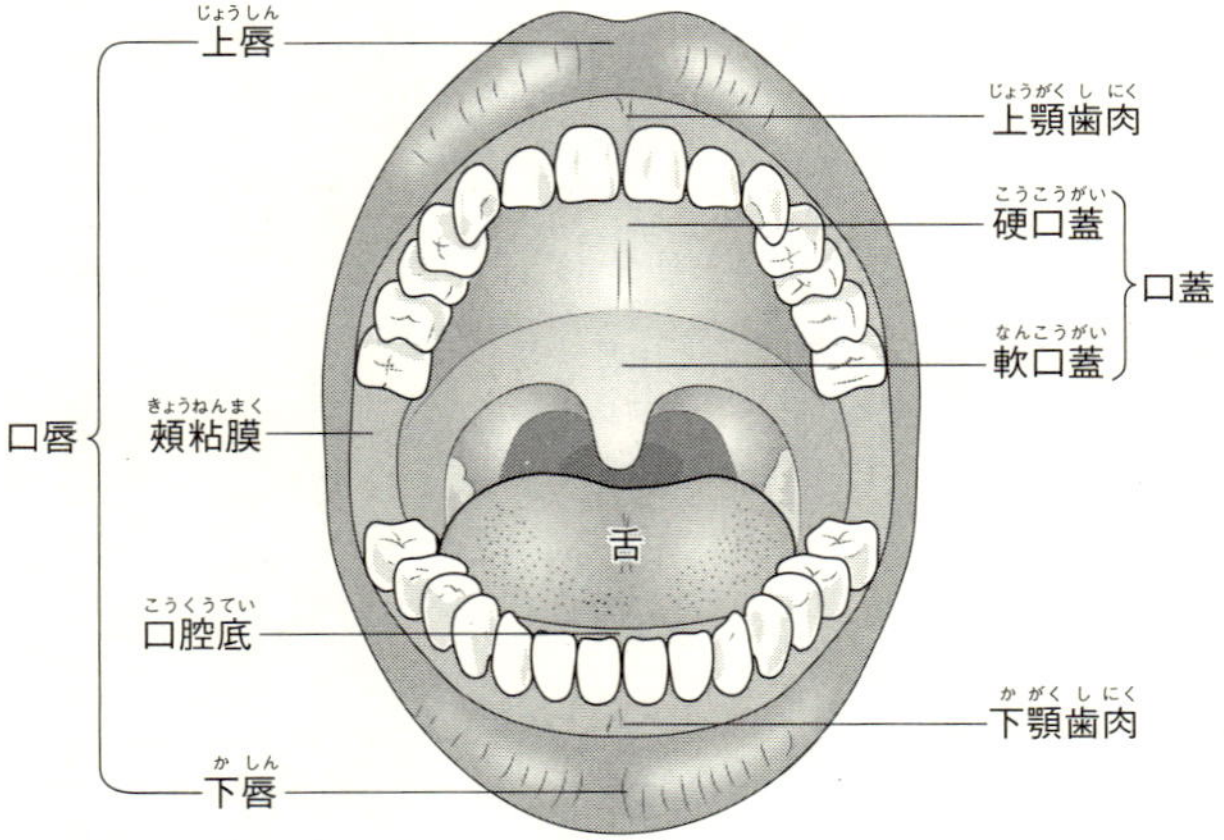


**図1-1　口腔を構成する主な器官**

上唇と下唇をあわせて口唇、硬口蓋と軟口蓋をあわせて口蓋という。
＊図は国立がん研究センターホームページ「口腔がんの原因・症状について」(https://www.ncc.go.jp/jp/information/knowledge/oral/001/index.html) より一部改変

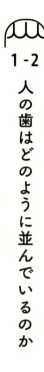

## 1-2 人の歯はどのように並んでいるのか

まずは本書の主題にもなっている歯について述べたいと思います。人は目安として2歳半ごろまでに上下20本の乳歯が生えそろいます。そして、成長とともに28本（親知らずを入れると32本）の永久歯へ生え変わります（図1－2）。ご存じのように永久歯は一生使う歯になります。そのため、エナメル質や象牙質と呼ばれる歯を構成する素材の厚みは乳歯に比べて約2倍となっています。ところでサメの歯が何度でも生え変わることは有名ですが、一方で、私たちを含めた大半の哺乳類の歯列の特徴の一つは**二生歯性**《にせいしせい》といいます。つまり、永久歯に一度だけ生え変わるということです。

歯は大きく分けて**前歯**（切歯）、**犬歯**《けんし》、**臼歯**《きゅうし》という種類があります。それぞれに分担が決まっていて、前歯は食物を噛み切ったり、舌や唇と共同して発音を行ったりします。犬歯は人類の進化とともに縮小しましたが、それでも最長の歯根（＝歯ぐきより下の部分）を持っている歯です。一般に糸切り歯とも呼ばれています。顎が歯ぎしりのような運動をした際には、たとえば左の犬歯は支点である右の顎関節（耳の穴の前にあります）から離れた位置にあり、力点である筋肉の付着位置、つまり右の顎のエラの部分よりも遠い位置なので、より弱い力で顎の力とのバラ

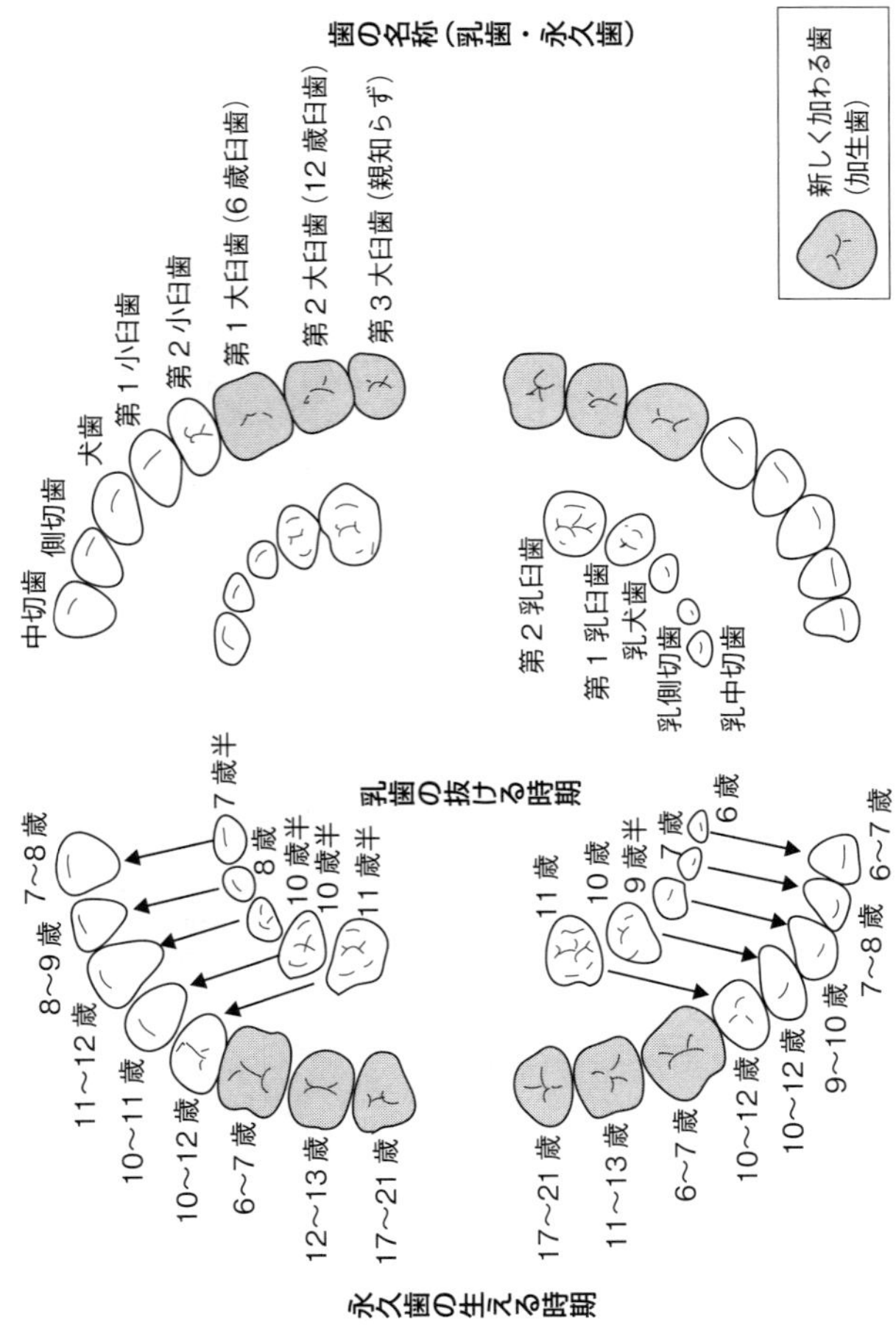


**図1-2　人の歯の生え変わりと歯の名称**　＊ライオン歯科衛生研究所　歯の生えかわり（https://www.lion-dent-health.or.jp/labo/article/knowledge/02-1/）より

ンスをとることができます。つまり犬歯はその歯根の長さと、生えている位置によって、顎が横方向に動いたときにその力と方向を誘導するガイドとなる歯なのです。また、年齢とともに歯が失われる際、犬歯、特に下顎の犬歯は最後に残ることが多いです。

最後に臼歯を紹介しましょう。臼歯は前歯、犬歯よりも奥側に位置する歯で、大まかに大臼歯と小臼歯に分かれます。食べたものをすりつぶしたり、噛み砕いたりする役割を担う歯です。図のように複数あり、歯の根が2又から3又あるいは4又に分かれ、ぐっと踏ん張って垂直方向の力を支えるのに適した構造をしています。また、多くの咬頭《こうとう》（歯の面の凹凸のうち、凸、つまり山の部分）があるので、食物をすりつぶすのに効果的な形態をしているというわけです。

大臼歯も小臼歯も2個以上の咬頭がありますが、上下の臼歯の咬頭が互い違いに適切にかみ合うことで、かみ合わせ位置の高さを保持してくれ、違和感のない食事ができます。

さて、この食事の過程で上下の臼歯の間で起こっていることについて、もう少しだけ解説を加えておきましょう。大臼歯や小臼歯のかみ合わせの面には咬頭のほかに、裂溝《れっこう》（咬頭と咬頭の間のみぞ）があります。突起である咬頭は食物を貫通し、噛み砕きます。一方、裂溝は噛み砕かれつぶされた食物が逃げ出す道筋となります。食物が逃げ出す道筋がないと、効率的な咀嚼ができず、臼歯には過大な力がかかってしまうからです。

ちなみに、犬歯と違って、まず失われるのが大臼歯です。大臼歯は奥にあるため、歯の表面に付着している細菌のかたまりを減らす**プラークコントロール**がしにくいので歯周病になりやすく、歯の根の又の部分に歯周病が達すると急速に進行してしまいます。小臼歯も歯の根の又の部分に達すると同じように歯周病が進行しやすく、逆にこれらの歯を残せると、義歯を作る際、その固定源として大きな味方になります。

これらの28本の歯は上下のかみ合わせを厳密に決定する要因で、その位置関係に不整合が生じると歯周病やむし歯を引き起こす要因となり、顎の筋肉や関節の異常である顎機能障害の要因ともなりえます。歯科医師はむし歯の穴を詰めたり歯周病を治療したりするだけでなく、常に上下の歯の位置、すなわち**咬合**《こうごう》（かみ合わせ）に細心の注意を払ってメンテナンスをしているのです。かみ合わせについては後の章でもっと詳しく説明します。

## 1-3　歯は「何」でできているのか

次に1本1本の歯がどんな構造になっているかを見ていきましょう。実は、多くの人が「歯」と認識している目に見える部分、つまり、歯ぐきの上に出ている部分は**歯冠部**といい、外からは見えない歯の下の部分を**歯根部**といって、歯は部位により呼び名が分かれています。

歯冠部の表面を覆っているのは**エナメル質**で、水晶と同じくらいのかたさがありますが、酸に

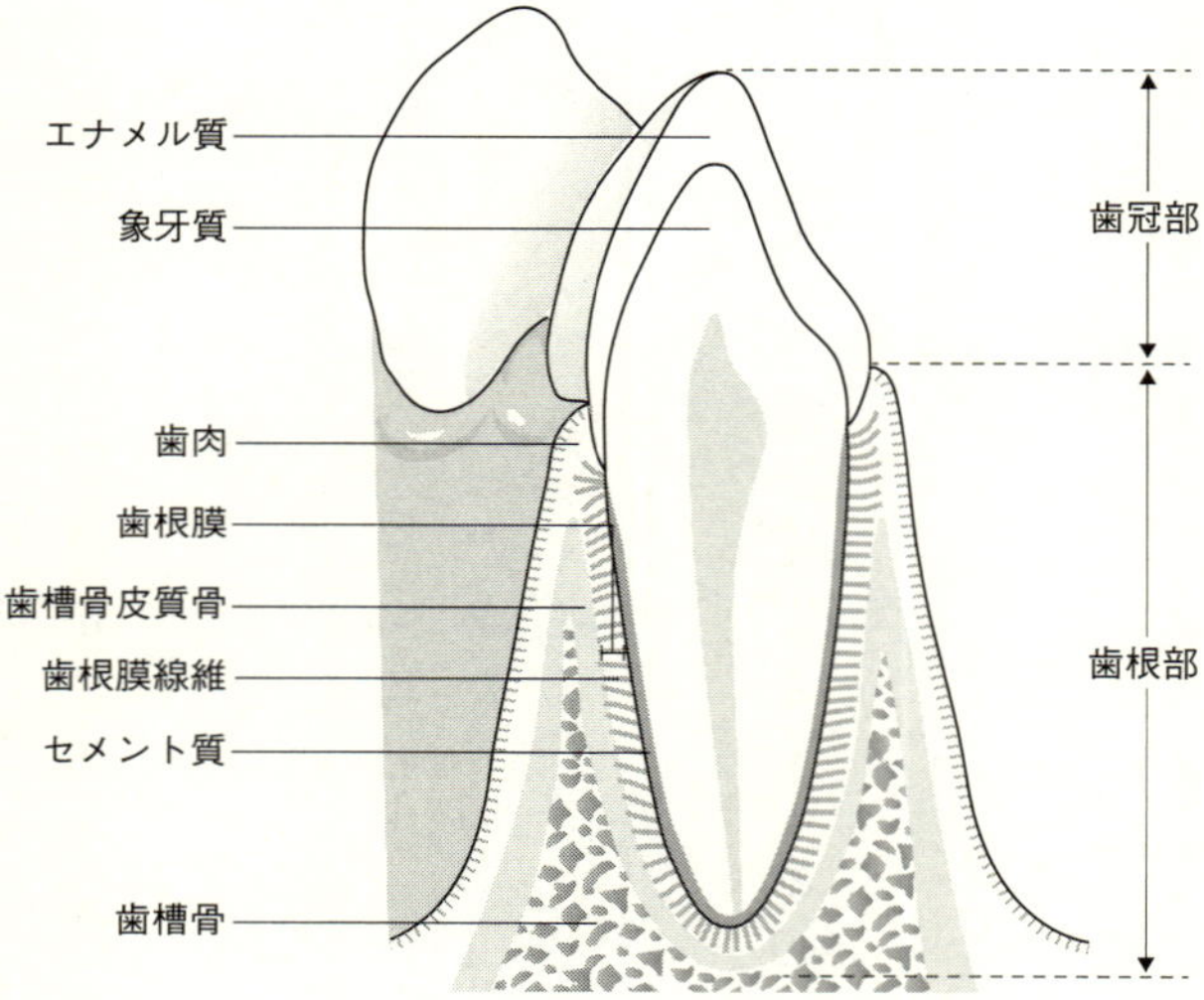


図1-3　歯と歯周組織の構造

は溶けやすいという特徴があります。その内側には、エナメル質より柔らかく、同様に酸に溶けやすい**象牙質**があります。一方、歯根部の歯の表面は、エナメル質より柔らかくて薄い**セメント質**で覆われ、その内側は歯冠部と同じく象牙質です（図1‐3）。

また、歯の下で歯を支えている骨が歯槽骨《しそうこつ》で、歯はここに植立しており、歯と歯槽骨は**歯根膜**《しこんまく》中の歯根膜線維を介してつながっています。この歯槽骨と歯根膜、さらにセメント質と歯肉をあわせて**歯周**

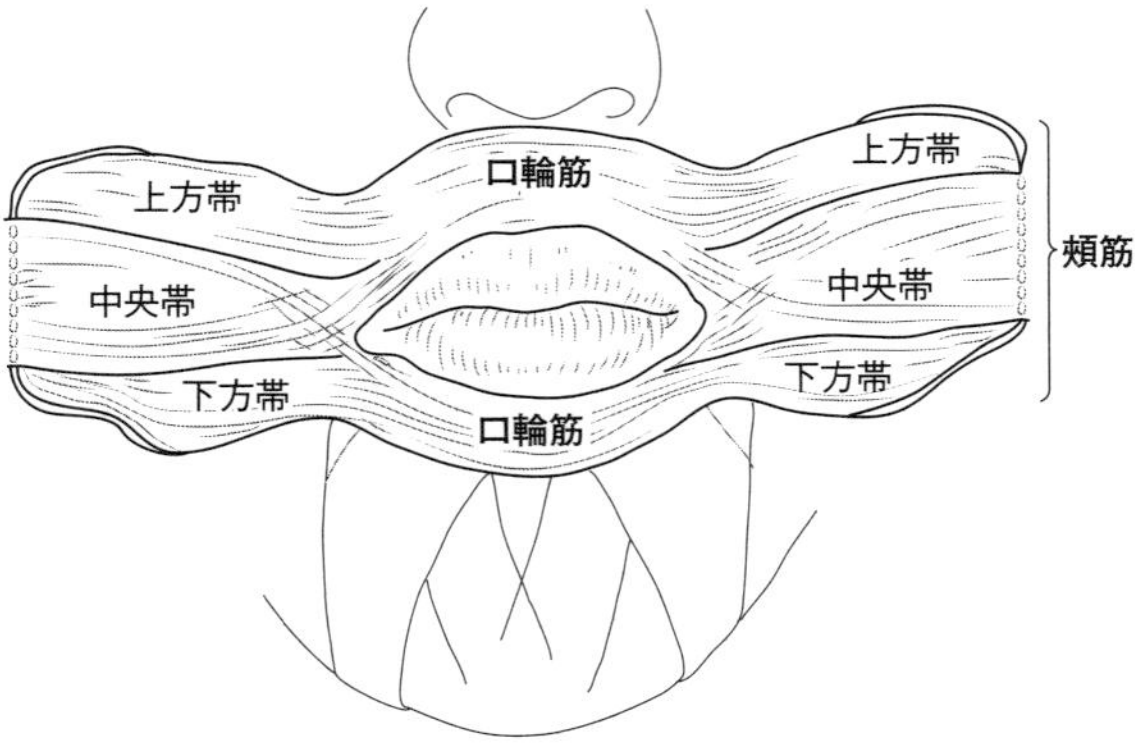


**図 1-4　口周りの口輪筋と頬筋**
頬筋は上中下の３つの帯に分けることができる　＊『オクルージョンの臨床（第2版）』Dawson, Peter E.（著）／川村貞行（訳）／丸山剛郎（監訳）（医歯薬出版，1993）より一部改変

組織と称しています。

## 1-4 表情や発音にも大切な口唇や頬の筋肉

口唇、つまり唇はまさに口の「入り口」です。そして口を一つの袋にたとえるなら、唇はちょうど巾着の口のようになります。この唇を囲むのは口輪筋と呼ばれる筋肉で（図1-4）、この筋肉を鍛えると口もとがきりっとした印象になることはご存じの方も多いかもしれません。唇に近い一番内側に位置する筋線維の束（＝内側筋束）と、鼻のすぐ下やオトガイ部（顎の突

き出た部分）のすぐ上に位置する外側の筋線維の束（＝外側筋束）があります。外側筋束はキスをするときのように唇を突き出す際に収縮します。するとその内側の組織がしぼられて突き出されるのです。内側筋束は唇をぎゅっと閉じて中の液体や食物などが口の外にこぼれないようにするはたらきをします。また、この口輪筋と連続して頬のところにある筋（＝頬筋《きょうきん》）が左右の後方に向かって走行しています。頬筋と口輪筋はつながって口腔の外壁、つまり外側から見ると下顔面を構成しています。そしてこれらは協調して動き、周囲の筋の力も借りて、咀嚼だけでなく発音や微妙な感情表現を行っているのです。咀嚼時のこれらの動きは、顎や歯列の内側にある舌とも協調運動をして奥歯の間に食物をホールドしてかみつぶすはたらきをしたり、頬と歯列の間にこぼれた食物を拾い上げて歯列の内側に戻すなどの作用をしています。

## 1-5 味を感じるだけでない舌の役割

次に舌について説明します。いうまでもなく味覚を感じる器官です。舌の表面には味蕾《みらい》と呼ばれる味覚センサーがあり、甘味、酸味、塩味、苦味、うま味の五基本味については味蕾に刺激を受け取る受容体と呼ばれる構造が存在します。なお、近年、脂肪の味を伝える受容体が味蕾中に存在する可能性が伝えられているので、第六の基本味となるかもしれません。

ただ味は基本味だけでなく、辛味、アルコールや炭酸などの刺激、温度などと合わさって総合的な味覚を形成しています。口腔カンジダ症などの真菌感染などによって舌の表面がダメージを受けると、味覚障害になってしまうことが知られています。

そして、舌のはたらきは味覚を感じることだけではありません。咀嚼の際に縦横無尽に動き、食物をまとめて歯と歯の間に持っていく役割も担います。歯があって顎が十分に動くだけでは食べられないのです。舌が動いて食物を上下の歯の間に持っていき、唾液と混ぜあわせて、飲みこむのに適した物性の食塊《しょっかい》を作り、咽頭まで持ってゆく、この複雑な動きを骨のない筋肉だけの舌が行っているのは驚異的です。この舌の筋肉は、大きく外舌筋と内舌筋の2種類に分けられ、それぞれが舌の位置をコントロールする・舌の形を変えるという役割を担っています。この動きを脳がつかさどり、成長発育やトレーニングによってより精緻に力強くなっていきます。

前述のように舌によって形成された食塊は、咀嚼が進行するにしたがって咽頭の方向に押しやられていきます。そして、食塊が咽頭のある地点に到達したとき、食物を「飲みこむ」行為が始まります。専門的にはこれを**嚥下**《えんげ》と呼びます。喉頭蓋という気管のふたが倒れ、気管に入らないようにしたうえで、そのすぐそばの食道が開口して一瞬ののちに食塊は食道に吸い込まれます。このタイミングは絶妙で、脳血管障害や老化によってタイミングが狂うと誤嚥につながるのです。このとき、舌は食塊の形成と咽頭部への送り込みを担当しているのですが、舌の力が弱っていると、絶妙なタイミングでの送り込みができません。したがって舌圧（舌の力）や舌の運動能力を測ることは、口腔機能を評価するうえで重要な事項なのです。

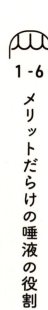

## 1-6 メリットだらけの唾液の役割

口の中は常に唾液で濡れています。食物を食べるときは、歯や舌や唇をうまく使って食物を砕いて細かくしつつ、唾液と混和します。発音時も舌の動きを滑らかにし、義歯を使っている人にとっては義歯と歯ぐきとの間の潤滑剤となり、義歯の痛みを和らげてくれます。また、重炭酸塩などの緩衝作用を持つイオンが含まれており、口腔内が酸性に傾くことを和らげてくれるため、むし歯予防の効果を持っています。さらにカルシウムやリン酸塩も含まれており、うっすらと脱灰された歯、つまりエナメル質からカルシウムやリン酸が溶け出してしまった歯の表面を再石灰化＝修復してくれる機能も持っています。そのうえ、でんぷんを糖に分解する消化酵素のアミラーゼが含まれており、ご飯を咀嚼するとでんぷんが糖に変わり「かみしめるとおいしいコシヒカリ」を体験させてくれます。このほかにも多くの酵素や免疫グロブリンを含んでいます。

唾液をつくる唾液腺の活動は年齢とともに低下しますが、何らかの要因で通常以上に唾液分泌が少なくなり、口渇を感じる状態を口腔乾燥症（ドライマウス）といいます。安静時の唾液分泌量（食物を咀嚼するときではなく安静にしているときの分泌量）は、若者の場合は毎分約０・４ミリリットルですが、高齢者で渇きを自覚していない人は０・１２ミリリットル、自覚している人は０・０４ミリリットルといわれています。口腔乾燥を引き起こすのは、糖尿病、シェーグレン症候群（自己免疫疾患の一つ）、抗ヒスタミン薬や抗コリン薬などの薬の影響、頭頸部の放射線治療（放射線による唾液腺へのダメージ）、加齢、ストレス、口呼吸（口の中が乾きやすくなります）のように原因はさまざまです。唾液腺へのダメージによるものだと対症療法しかないのですが、薬剤の変更、こまめな水分の摂取、口腔内の保湿、唾液腺のマッサージをするように指導します。咀嚼することにより唾液腺が刺激され唾液分泌が多くなるので、むし歯にならないキシリトールガムなどを噛むのもよいと思います。

## 1-7　口周りの筋肉——咀嚼筋の役割

最後に口周りの筋肉について見ていきましょう。咀嚼以外にも、顔の表情でコミュニケーションをとる人間にとっては、顔の筋肉のはたらきは重要です。

表情をつくる筋肉（＝表情筋）は多くの種類がありますが、これらの多くの筋肉は、骨から始まって皮膚に停止します。それらがそれぞれ別々に、あるいは共同して動くことによって、顔表面の動きとして表れているのです。もちろんこれらの動きは表情だけでなく、咀嚼や発音にも大きく役立っています。たとえば咀嚼運動のときには顎の動きにあわせて、先ほど登場した口輪筋と頬筋が互い違いに収縮し食塊の形成を助けます。もしこれがリズミカルに行われないと頬を噛んだり唇を噛んだりします。身体の各部は筋肉によって動きますが、実に微妙な顔や口の動きを、きわめて薄い表情筋によって行っているのです。

次に顎を動かす筋肉＝**咀嚼筋**について説明しましょう。咀嚼筋には咬筋《こうきん》、側頭筋《そくとうきん》、内側翼突筋《ないそくよくとつきん》、外側翼突筋《がいそくよくとつきん》という4つの筋肉があります。難しい漢字が並びますが、図1－5を見ながらイメージしてもらえたらと思います。

咬筋（閉口筋）は下顎を閉じる筋肉で、耳の下のいわゆるエラの部分を触りながらかみしめると収縮して膨らむのがわかると思います。かみしめる癖のある人はこの筋肉が発達し、この筋肉が付着している下顎角《かがくかく》も発達して、いわゆるエラの張った顔になります。内側翼突筋も同様の機能を持っています。

側頭筋は顎を閉じるほかに顎の位置をコントロールする機能を持っており、こめかみに手を当ててもぐもぐすると、この筋が活動しているのがわかります。

外側翼突筋はちょっと複雑で上頭と下頭の2つの部分に分かれています。咀嚼筋の中では最も小さく、外側翼突筋は唯一、口を開けるときに機能する筋肉でもあります。なお、この外側翼突

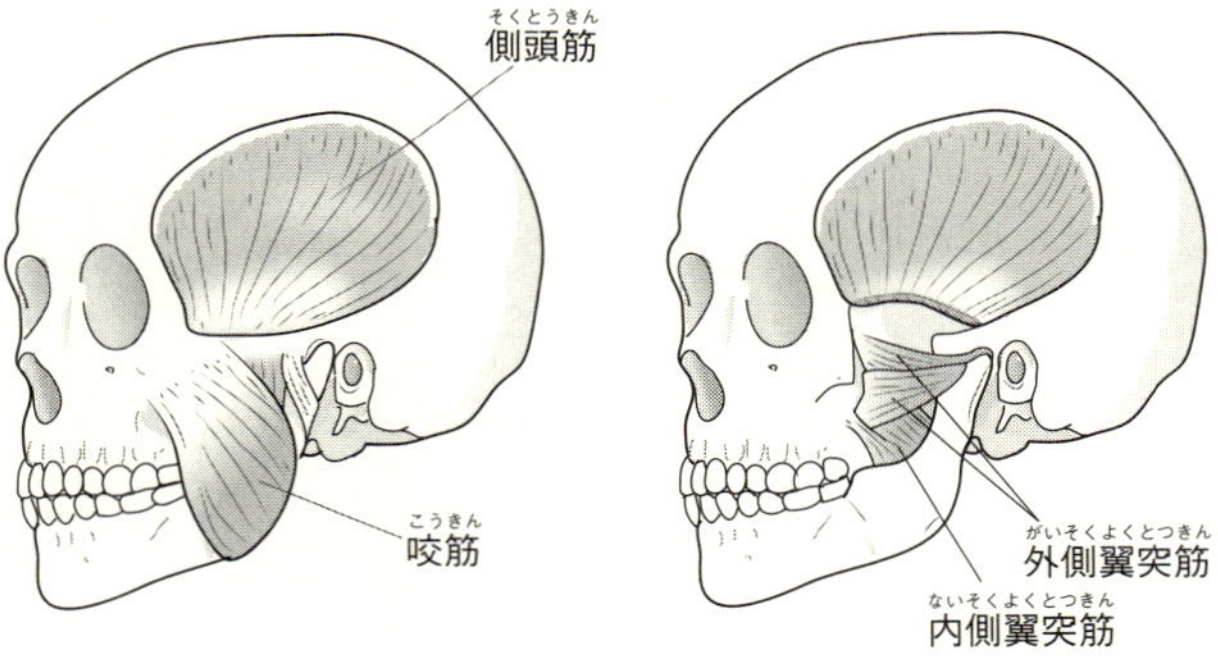


**図 1-5　咀嚼筋の位置**

筋と、内側翼突筋は顎の内側にあるため、体の表面からその動きを触って確かめることはできません。

序章で述べたように、口は消化管の入り口です。長い洞窟の入り口ですが、その入り口の近辺にさまざまな機能を受け持つ器官が存在しています。それらを正しく機能させ、管理するために、口の構造や機能、そして口周りの病気に興味を持ってもらえたらと思います。

# 第2章

# 「噛む」を科学する

## ――咀嚼は脳と口の「共同作業」

## 2-1 咀嚼——そのとき口の中で起きていること

これまでも述べましたが、口は栄養摂取にとって大切な「食べる」ための器官であり、そのために重要な行為が**咀嚼**という機能です。

さて、読者の皆さんが「咀嚼」と聞くと、「物を食べて、嚙み砕き、すりつぶして、飲みこむ」ということを考えられるのではないかと思います。我々専門家にとっても、広義には、「食物を口に入れて～飲みこむ」までの一連の操作を咀嚼と表現しますが、狭義には、「食物を上下の歯で嚙み砕き、すりつぶして、唾液と混和し、嚥下しやすくする」までを指します。ここでは、狭義の咀嚼について解説したいと思います。

この狭義の咀嚼について、別の表現を使って「口腔内での粒子の選別と粉砕の過程である」と答えた研究者がいました。わかりやすい例を挙げますので、一緒にイメージしてみてください。

ピーナッツを2～3粒口の中に放り込み、バリバリバリッと嚙み砕いて、飲みこんでいくとします。まず一嚙みめ、二嚙みめは適当にバリバリッと嚙むと思います。三嚙みめあたりで、ピーナッツの大きい破片はどこにあるかを探すでしょう。そして、大きい破片を見つけたら、上下の奥歯の間に置いてバリッと嚙み砕きます。このような操作をしばらく繰り返し、ドロドロになった

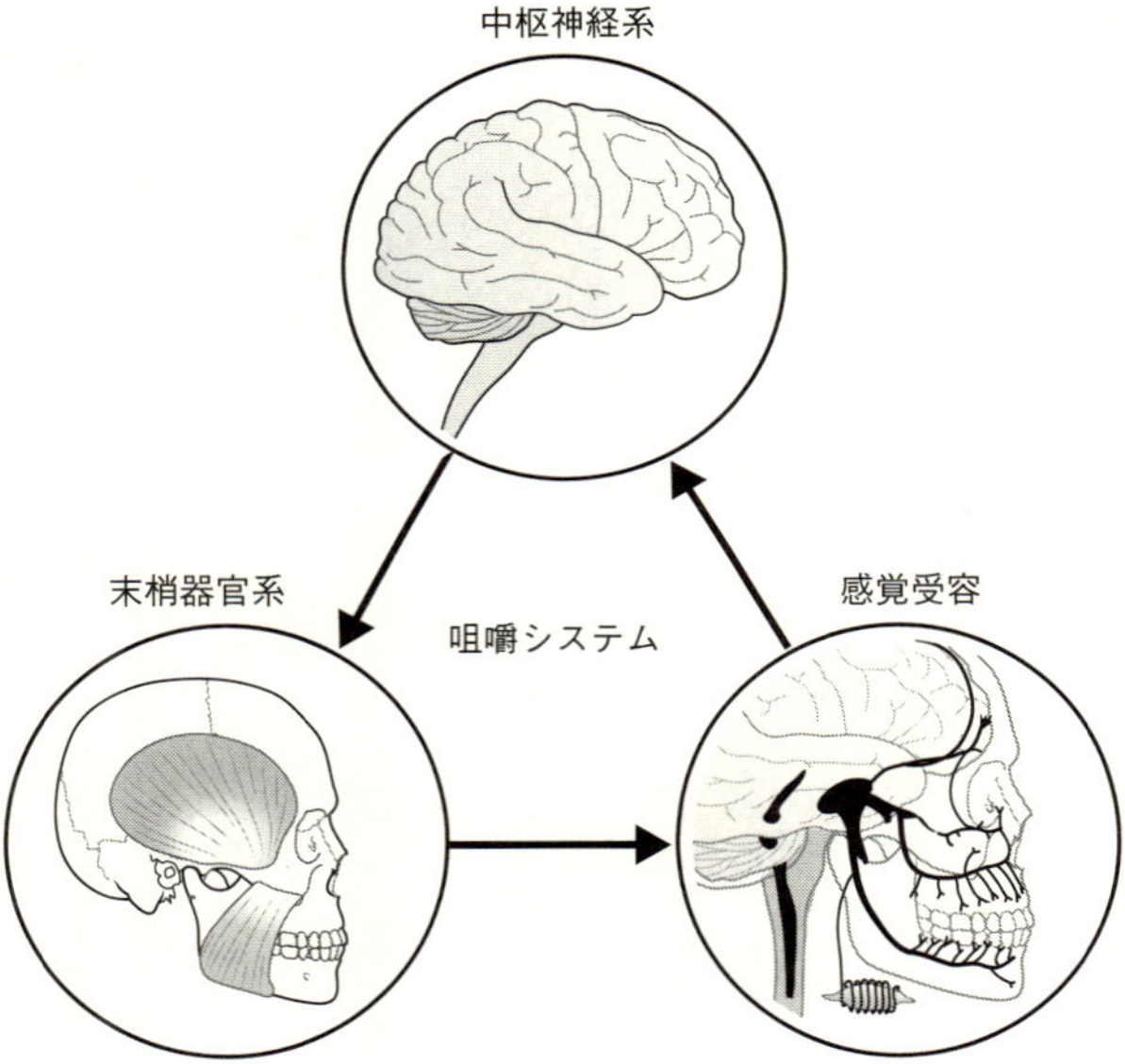


**図 2-1 咀嚼システム** ＊窪田金次郎．咀嚼研究の広さと深さ．日本咀嚼学会雑誌．1巻1号，3-10（1991）をもとに作成

ところで嚥下する、といった具合ではないでしょうか。

こう考えると、咀嚼には、口腔内でピーナッツの粒がどこにあるかを感じ取る能力（感覚能力）と、舌や頬を動かして上下の奥歯の間に運ぶ能力、顎をかみ合わせる能力（運動能力）が必要になります。

図2－1はそんな咀嚼システムの概念図です。口腔内にピーナッツの粒などがあると、歯根膜や舌、それに頬や唇の内側などの口腔内部の表層の部分（＝**口腔粘膜**）にあ

る機械受容器（圧力やゆがみなどの力に反応する体の感覚センサー）が感知し、その感覚が信号によって中枢神経系に伝わります。そして、中枢神経系（脳）が咀嚼筋（閉口筋）、舌、頬といった末梢器官系に信号を送り、適切な力で粒を嚙みつぶすのです。もし、やわらかい中にかたいものが含まれている食べ物や、口に入れた経験のない食べ物を咀嚼するときは、まず弱い力で探るように咀嚼します。つまり、嚙む力と嚙むスピードを制御しているのです。これらの能力の多くは、先天的に有する能力ではなく、学習と経験によって得た後天的な能力です。

したがって、米飯の中に意図せず小石が入っていたような場合、もちろんそのことを経験していないので、やわらかいご飯のつもりで嚙んでいると、歯が割れることもあります。炊飯ジャーの中にときどき紛れ込んでいるカピカピにかたくなったご飯粒は要注意、ということです。

余談ですが、数十年前、アメリカに住む学生時代の同級生から「歯が割れてしまってものすごく痛い！　どうすればいい？」というメールがきました。まさに、炊飯ジャーでかたくなったご飯粒を嚙んでしまったようなのです。「あかん。早く歯医者に行け。場合によったら抜かなければならないかもしれん。アメリカは歯科治療費が高いけど、留学生用の保険もあるだろうし、抜くだけだったらそんなに高くないから。あとは、日本に帰ってきたら俺が何とかしてやる（結局何とかしていないような気がする。K君、ごめんなさい）」と返答しました。

実は、いったん意図的に歯を抜き、割れた歯を接着剤でくっつけてから元に戻す「再植」という方法があるのです。ただ、割れた歯の再植の予後はそんなによくありません。

## 2-2 小さい歯が強大な力を支えられる理由

人間の噛む力は、自分の体重、あるいは背筋力と同等の力を発揮する、といわれています。歯のかみ合わせにはそれだけの力がかかる可能性があるのですが、それぞれの歯は非常に小さく、力も弱いものです。では、そもそもなぜそんなに強い力を発揮する必要があるのでしょうか。

確かに、今ほど文明が発達していない時代には、非常にかたい食べ物を歯で噛んでいたかもしれませんが、現代では調理の道具や技術も発達していますから、そんなに強い力は必要ないかもしれません。実は人間の歯と顎は、ものを噛み砕くためではなく、ストレス解消のためにある「ストレス発散器官」だという研究者もいます。噛みしめや歯ぎしり（ブラキシズム）をするため、ということです。実際に、電気的な手法によってブラキシズムを抑制したところ、血中のストレスマーカーは増加したという報告があります。

いずれにしても、小さく弱い歯が、なぜそんなに強い顎の力を支えることができるのかというと、それは歯同士の協力関係があるからです。歯は隣接面コンタクト（隣同士の歯で接触している面、部分）を介して、上下14本ずつがそれぞれつながっています。接着しているわけではな

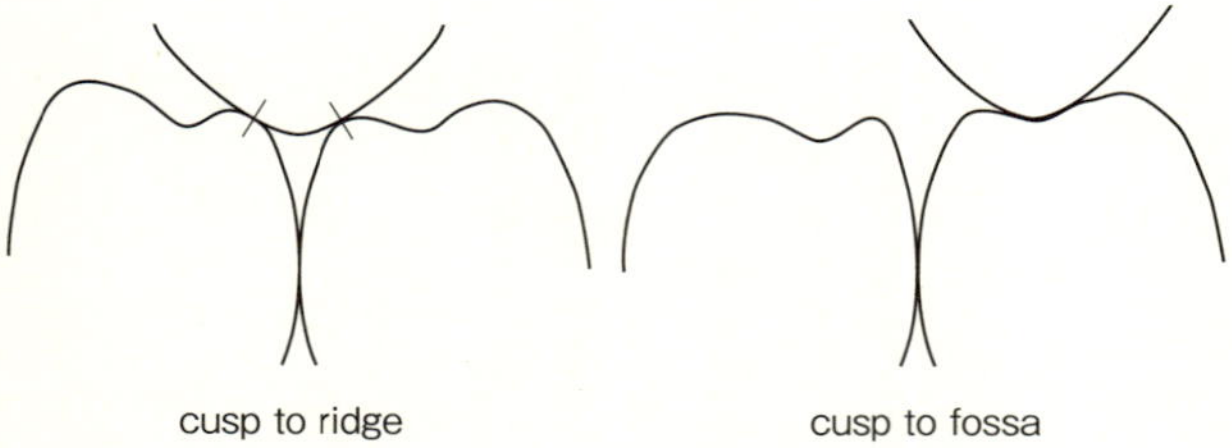


**図 2-2　かみ合わせの位置関係**
Cusp to fossa は右図のように１つの歯が１つの歯を受け止めている関係

く、城の石垣のように接触しているだけです。これが「歯列」となり、力を複数に分散させます。隣との接触点を介して協力関係が形成されているのです。

上下の歯のかみ合わせも大事です。上下の歯は適当に合わさっているのではなく、咬頭（でっぱり、尖っているところ）と小《しょう》窩《か》裂《れっ》溝《こう》（くぼんでいるところ）の関係で厳密にお互いの位置関係を決定しています。これをCusp to fossaの関係といいます。これは図2－2の右図のように1歯対1歯の関係で、1つの咬頭の周りを取り囲むように3点の接触点があることが理想とされています。安定した状態が得られる三脚の原理です。これらの歯の接触の原理が崩れ、1歯対2歯の関係になる（Cusp to ridge）と、噛むたびに歯が動き、歯と歯の間に繊維性の野菜や肉が詰まってしまったり、歯と歯の間隔が広がり、歯並びが悪くなってしまったりします。

そのため、永続性のあるかみ合わせを作り上げて、それをメンテナンスすることが、口の健康を保つ基盤ともいえるでしょう。

## 2-3 咀嚼と脳

### 咀嚼のリズムとパターン

カナダの脳神経外科医ワイルダー・G・ペンフィールドが作成した、ヒトの脳と体のどの部位の運動および感覚が対応しているかを表した「ホムンクルス」と呼ばれる体性感覚の区分図があります（図２－３）。体の各部に対応する運動野と感覚野の領域の大きさに合わせて人体が描かれていますが、これを見ると、口腔をコントロールする脳の領域が広いことがわかります。

では、具体的には、どんなふうに脳に情報が送られているのでしょうか。

まず、歯根膜や口腔粘膜にある感覚受容器からの信号は、直接あるいは脳の視床・大脳皮質というところを経由して脳幹という場所にある咀嚼中枢に送られます（図２－４）。そこには咀嚼リズムを作るリズム発生器と各筋の収縮を調整する筋収縮パターン発生器があり、通常のリズミカルな咀嚼の場合、口の中の食べ物の状況に応じてスムーズな咀嚼運動ができるように神経回路が組まれていると考えられます。

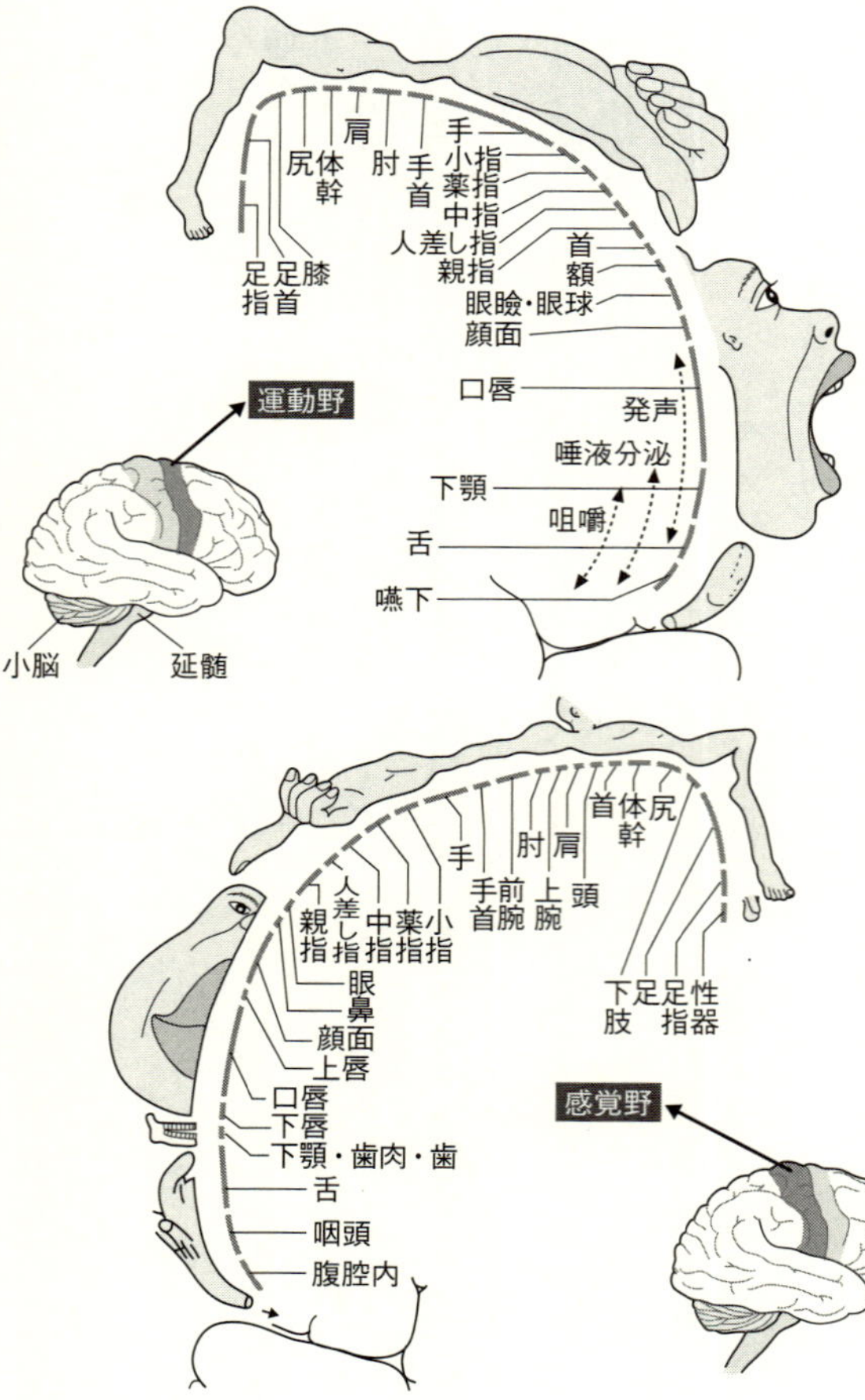


図 2-3　ワイルダー・G・ペンフィールドが作成した「ホムンクルス」

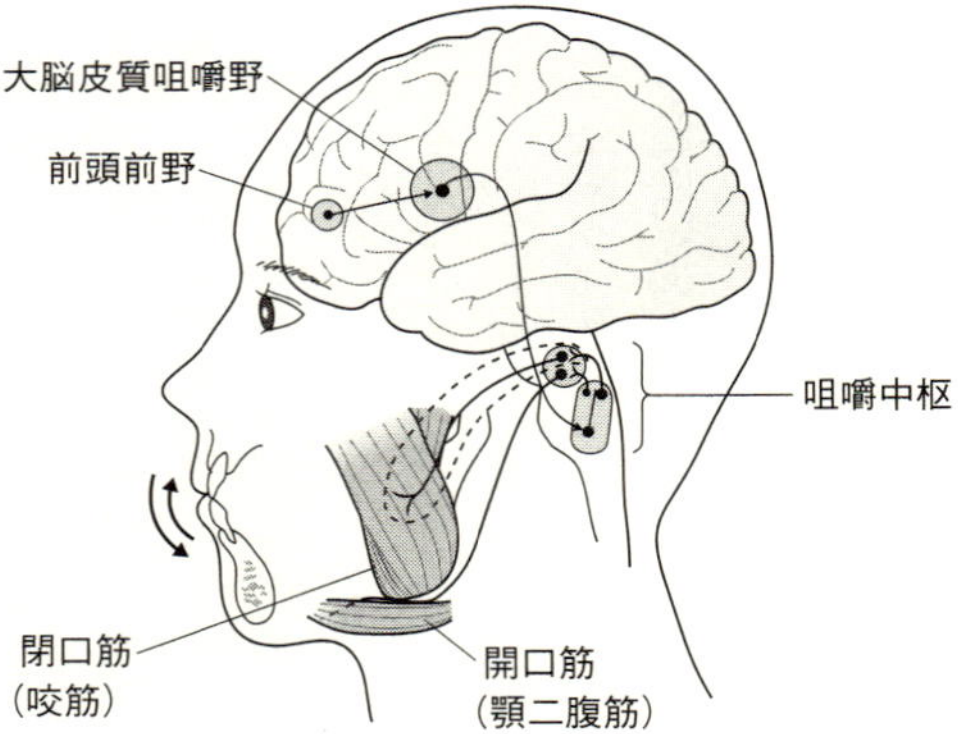


**図2-4 咀嚼中枢の位置** ＊特定非営利活動法人 日本咀嚼学会編『咀嚼の本――噛んで食べることの大切さ』（口腔保健協会，2006）より一部改変

また、大脳は食べるもののかたさを認識して「フランスパンはかたいから、普通より強い力でゆっくり噛もう」といった指示を脳幹に出して咀嚼運動をコントロールします。

## 「噛む」だけで多様な領域が活性化

では、もう少し脳と咀嚼について深掘りしてみます。

特定の行動に伴って脳の神経活動が活発になるとき、その領域で局所的に血流が増加します。ＭＲＩの装置を使ってこの血流を測るという方法は機能的磁気共鳴画像法（ｆＭＲＩ）と呼ばれていますが、歯科領域の研究者たちはこのｆＭＲＩや、これとは別の陽電子放出断層撮影（ＰＥＴ）と呼ばれる方法を使って、脳と咀嚼の関係に迫っています。実際にどんな領域が活性化するのか、いくつか研究を見てみましょう。

香料や甘味料が入っていないガムの原料を食べてもらい、脳の血流を調べた研究によると、脳血流が上昇した部位は、運動に関わる小脳、線条体、ローランド野、そして各種の運動を統合調整する補足運動野などであることがわかりました[*1]。

さらに、別の研究では、ガムを咀嚼することで記憶に関わる海馬の血流が1・4〜3倍まで高まることも示されています[*2]。そのほか、ガムの咀嚼によって、運動制御や、欲求や喜びを司る報酬系にも関わる黒質-線条体という神経系でのドーパミン放出量が高まったことも報告されています[*3]。なぜ、海馬が活性化したり、黒質-線条体のドーパミンの放出量が増加したりするのかなど、脳と咀嚼との関係についてはまだ解明されていないこともありますが、「噛む」という単純に見える行為にもかかわらず、実に多様な脳の領域が活性化していることをわかっていただけたかと思います。咀嚼は実に奥が深いのです。

## 2-4 「噛む力」をどのように測るのか

### 咀嚼能力の検査は大きく2種類

さて、ここまで脳と咀嚼に関して見てきましたが、「咀嚼そのもの」はどのように客観的に数値化するのか、少し研究手法の話に転じてみようと思います。本章の冒頭で口を使って食べるための重要な機能が「咀嚼」であることを説明しました。ただ、咀嚼の能力は乳児から高齢者までそれぞれ異なります。それを研究の世界では定量的に調べたり、同じ基準で検査したりする必要があります。

実は、咀嚼能力を検査する方法は大きく分けると2種類あります。

一つは、実際に食べ物を咀嚼してどの程度細かくできたか、あるいは、どの程度口の中で混ぜ合わせられたか、という直接的検査法です。他方は、咬合力＝物体を噛みしめる顎の力、下顎運動、筋電図、上下の歯が接触する面積、舌や口唇運動から評価する間接的検査法です。

一人ひとりの咀嚼状態を評価するには、下顎運動や筋電図などを測るための特殊な機器が用いられますが、多くの被験者を対象とした臨床研究では、グミゼリーやチューインガムなどを使った簡便な直接的検査法がよく用いられます。直接・間接に分けて具体的にいくつかの方法を見てみましょう。

## 直接的検査法――あの「甘い食べ物」も活躍

直接的検査法の一つで、臨床研究や評価のゴールドスタンダードともいえるのが篩分法《しぶんほう》です。

実際にピーナッツや生米を所定の回数噛み、ふるいでどの程度小さくなったかを測定して咀嚼能率を計算する方法で、食品粉砕能を見る評価法でもあります。この方法が開発された当初は日本では生米が使われていたのですが、今はピーナッツで行われています。覚える必要はありませんが、具体的な方法としては目の大きさの違う10個のふるいを用いて段階的に大きさの違う粒の重量を計測し、それらの重量を指数関数に回帰させ、回帰式の係数から、咀嚼能率という数値を導き出して評価していました。ふるいに正確にかけるためには、乾燥やふるいにかける力の統一が必要ですが、現在は、専用のふるい分け機ができていて、かつてほど大変ではなくなっています。また、この方法はゴールドスタンダードといわれていますから、別の新たな咀嚼能力評価法が開発された際には、その方法とこの篩分法の比較が行われ、新しい方法が適切かどうかを評価しています。

このほか、物を噛み切る能力を評価する直接的な方法としてグミゼリーを用いることもあります。これには2つの方法があり、一つは、グルコース（ブドウ糖）を含む特殊なグミゼリーを規定回数咀嚼し、ゼリーから溶け出したグルコースの濃度を測定することで咀嚼機能を評価する方法です。もう一つは、咀嚼して細かくなったグミゼリーの様子を視覚で判定して咀嚼能力を評価する方法で、多くの臨床研究で用いられています。ちなみにグミゼリーですが、グルコースが入っているので甘くておいしいです。

さらに、チューインガムを使う方法もあります。以前は市販のガムを用いて、咀嚼により唾液に溶出する糖の重量から判定する方法が主でしたが、近年は混和によりクエン酸が溶出して色が変化するガムが開発されたため、それを使用するようになりました。

ガムを咀嚼すると、クエン酸の溶出によるpHの変化にともない、色が黄緑からピンク、赤となるので、判定スケールで色を比べて咀嚼能力を判定します。この方法の場合、被験者自身が自分の咀嚼能力をある程度判定できるという特徴があります（詳しくは本章末のコラムで解説しています）。

## 間接的検査法――センサーで精密な計測も

ここまでが直接的な方法となりますが、間接的な方法にはどのようなものがあるのでしょう。その一つが、咬合力から評価する方法です。噛む力は咀嚼筋の力を反映するので、咀嚼能力の一つの側面を表すものです。近年は、プレスケールと呼ばれるシート状のセンサーなどを用いて、歯列全体の咬合力や、上下の歯の接触する位置やその強さ、接触面積などを計測できるようになっています。こうした細かなデータが取れるようになったことで、歯科の分野では、咀嚼能力をはじめとするさまざまな機能的な評価とほかの要因との関連がわかるようになってきました。たとえば、口腔領域の多くの指標と全身の状態との関連がより明確になってきたと思われます。

## 食品アンケート

次の食品について，下の解答項目より現在の状況に最も近いものを選んで[　]の中に書き入れて下さい。

| | |
|---|---|
| [2]……容易に食べられる | [△]……嫌いだから食べない |
| [1]……困難だが食べられる | [□]……義歯になってから食べたことがない |
| [0]……食べられない | |

| | 旧 | 新 | | 旧 | 新 |
|---|---|---|---|---|---|
| 1 揚げせんべい | [　] | [　] | 2 あられ | [　] | [　] |
| 3 (生)あわび | [　] | [　] | 4 イカ刺身 | [　] | [　] |
| 5 いちご | [　] | [　] | 6 カマボコ | [　] | [　] |
| 7 (生)きゃべつ | [　] | [　] | 8 (煮)牛肉 | [　] | [　] |
| 9 (ゆで)きゃべつ | [　] | [　] | 10 (生)きゅうり | [　] | [　] |
| 11 クラゲ | [　] | [　] | 12 こんにゃく | [　] | [　] |
| 13 (煮)さといも | [　] | [　] | 14 スルメ | [　] | [　] |
| 15 酢ダコ | [　] | [　] | 16 (漬)大根 | [　] | [　] |
| 17 (煮)タマネギ | [　] | [　] | 18 たくあん | [　] | [　] |
| 19 佃煮こんぶ | [　] | [　] | 20 (揚)鳥肉 | [　] | [　] |
| 21 (煮)鳥肉 | [　] | [　] | 22 (焼)鳥肉 | [　] | [　] |
| 23 (漬)なす | [　] | [　] | 24 (生)なまこ | [　] | [　] |
| 25 (生)人参 | [　] | [　] | 26 (煮)人参 | [　] | [　] |
| 27 バナナ | [　] | [　] | 28 ハム | [　] | [　] |
| 29 ピーナッツ | [　] | [　] | 30 (焼)豚肉 | [　] | [　] |
| 31 トンカツ | [　] | [　] | 32 プリン | [　] | [　] |
| 33 まぐろ刺身 | [　] | [　] | 34 らっきょう | [　] | [　] |
| 35 りんご | [　] | [　] | | | |

御協力ありがとうございました。

| | | |
|---|---|---|
| 7 6 5 4 3 2 1 | 1 2 3 4 5 6 7 | DATE　　年　月　日 |
| 7 6 5 4 3 2 1 | 1 2 3 4 5 6 7 | 患者氏名 |

**表 2-1　摂取可能食品アンケート**　表中の「旧」は旧義歯、「新」は新たに作製した義歯を表す　＊平井敏博, 石島勉, 越野寿. 歯の喪失への対応―機能回復の評価法（咀嚼, 嚥下, 発語）. 日本歯科医学会誌. 18, 19-24（1999）より

また、詳細は成書に譲りますが、その他の直接的な方法としては、義歯を装着している人など、咀嚼機能が低下している人に摂取できる食品を聞き取ることで咀嚼能力を把握しようとする食品アンケート法（表２－１）、間接的な方法としては、最新の機器で下顎や舌、口唇の運動を計測する方法、筋電図で咀嚼による筋活動をとらえる方法などがあります。

## 2-5 咀嚼能力と口の中の感覚

咀嚼とは「口腔内での粒子の選別と粉砕の過程である」と答えた研究者がいた話をしましたが、そうだとすると、歯や義歯の条件が同じなら粉砕能力は同じと考えられるので、粒子を選別する能力が咀嚼能力を左右することになります。そこで、歯の欠損がなく正常なかみ合わせの人を対象に、**口腔感覚**と咀嚼能力の関連を見る研究が行われました。口腔感覚、つまり口の中で食物の形や大きさを判別する感覚ですが、その能力を判定する試験としてOral Stereognosis Ability test（口腔立体認知テスト、OSA test）があります。

いくつかバリエーションがありますが、実際に私たちが行った試験*4では、生のニンジンを円や楕円、正方形、長方形、正三角形、半円の形態にカットし、さらに各形態につき大と小の２サイズを用意しました。これをピンセットで舌の先に載せ、その形が何であるかを回答してもら

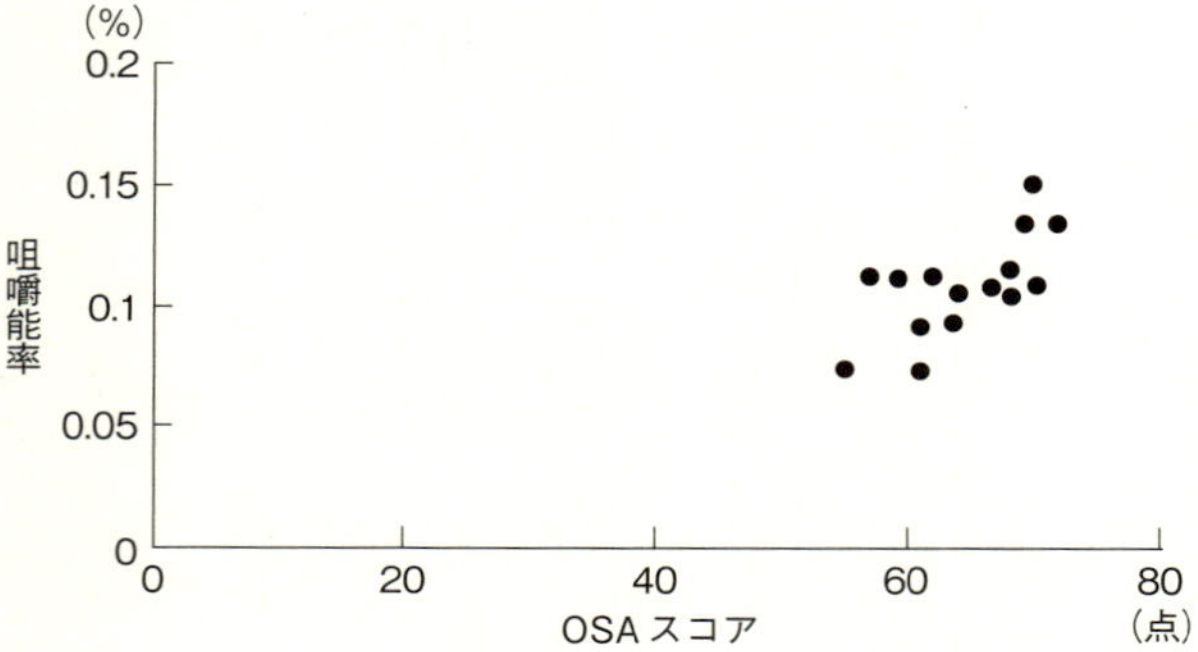


**図2-5　OSAスコアと咀嚼能率との関係**　＊Hirano, K., Hirano, S., Hayakawa, I. The role of oral sensorimotor function in masticatory ability. *J Oral Rehabil*. 31, 199-205（2004）より

い、回答までの時間と正誤をスコアとしました。咀嚼能力は、ピーナッツ3グラムを試料として篩分法を用いた咀嚼能率を用いました。

その結果、OSAスコアと咀嚼能率の間には有意な相関がみられたのです（図2-5）。つまり、食べたものの形や大きさなどを口の中で見極める能力が、咀嚼能力に関係しているということであり、咀嚼するには、歯で食べ物を噛み砕くだけでなく、口の中の感覚も非常に重要であるということがいえます。

この研究を行って、臨床現場で上顎の総義歯を装着するときのことを思い出しました。

上顎の総義歯は、安定のために口蓋（口の中の天井部分）をすべて覆うようにするのが一般的ですが、患者によっては「気持ち悪い」「吐き気がする」ということで、口蓋を覆っている部分をくりぬいた義歯（無口蓋義歯）を希望される場合があります。無口蓋義歯のメリットは装着感がよいことですが、維持安定が悪いという厳しいデメリットがあります。上顎の義歯は、義歯全体が吸盤となって上顎に吸い付くのですが、無口蓋義歯では、一部をくりぬいているため、その吸い付く力が著しく落ちてしまうからです。

そもそも「義歯が気持ち悪い」というのは、うまく適合していないために口の中で義歯が動く量が大きいことに起因します。したがって、できるだけ無口蓋義歯にせず、適合と咬合調整（かみ合わせの調整）をきめ細かく行って動かない義歯に仕上げることが大切です。そうすれば、ほぼ問題はなくなります。

私は、この原則で治療を行って失敗したことはなく、無口蓋義歯をつくったことがありませんでした。しかし、「咀嚼には口の中の感覚も重要である」という研究結果から、くりぬいている部分がある無口蓋義歯の場合、より口の中で食べ物の形状などを把握しやすく、咀嚼能力が上がるかもしれないとも考えるようになりました。

無口蓋義歯を採用するかどうかは顎の骨などの条件によりますが、このメリットを鑑みて、臨床の引き出しが一つ増えたような気がして大変うれしかったのを覚えています。

## 2-6 口腔感覚と視覚野との関係

前節の「口の中の感覚能力が優れていると咀嚼能力も優れている」という研究結果から、咀嚼しているときには脳の視覚野（大脳皮質の視覚に関係する領域）も活動しているのではないか、という考えが仮説として挙がりました。なぜここで視覚野が登場するのかと訝しむ方もいるかもしれません。もう少しわかりやすくいうと、ピーナッツの大きい粒が口の中のどこにあるか、その粒を奥歯で噛み砕くにはどのように移動させればいいか、などといったことを3次元でイメージングしながら咀嚼しているのではないか、ということです。

もう40年以上前になりますが、喫茶店でメロンクリームソーダに入っている真っ赤なサクランボの軸を口の中で結べるか、ということをしていた覚えがあります。このとき、「軸を輪の形にしてから、一方の軸の端を曲げて、その輪の中に押し込む」ということを頭の中で考えていたのですが、これは視覚的なイメージを活用しているといえます。実際には、口の中の動作を目で見ているわけではありませんが、視覚野を使って把握している、ということなのです。

おそらく、OSA test（口腔立体認知テスト）を実施している際も、視覚野がフルに活動しているに違いありません。

視覚野の活動を記録するには機能的近赤外線分光法計測装置（functional Near-infrared Spectroscopy：ｆＮＩＲＳ）を用います。見た目はヘッドギアのような装置で、頭皮に装着します。装置には、複数のプローブという小型の機械がついており、一方のプローブから近赤外線を発射し、他方でそれをキャッチして、頭の中を通過した近赤外線の減衰から大脳皮質の表層の血流量を計測するのです。頭の前側の前頭葉の計測では、額の部分にこの装置をセットすることが多いのですが、視覚野は後頭部に位置するので後頭部にセットします。

ここで紹介するのは、口の中でニンジンの形を探っているふりをしているときの後頭部の血流量と、本当に口の中でニンジンの形を判別しようとしているときの血流量（図２－６）です[*5]。これらを見比べると、実際にやっているときのほうが、血流量が高いのは明らかです。つまり、「咀嚼時には視覚野も活動している」という仮説は正しいことになります。指の感覚で形を探るということを行ったときも同じような結果になりましたが、口の中ほど顕著ではありませんでした。

ｆＮＩＲＳは非侵襲的で被験者の拘束が少ないという特性があるため、口腔と脳に関する研究に活用されています。今後、ますます有益な情報が得られるのではないかと期待しています。

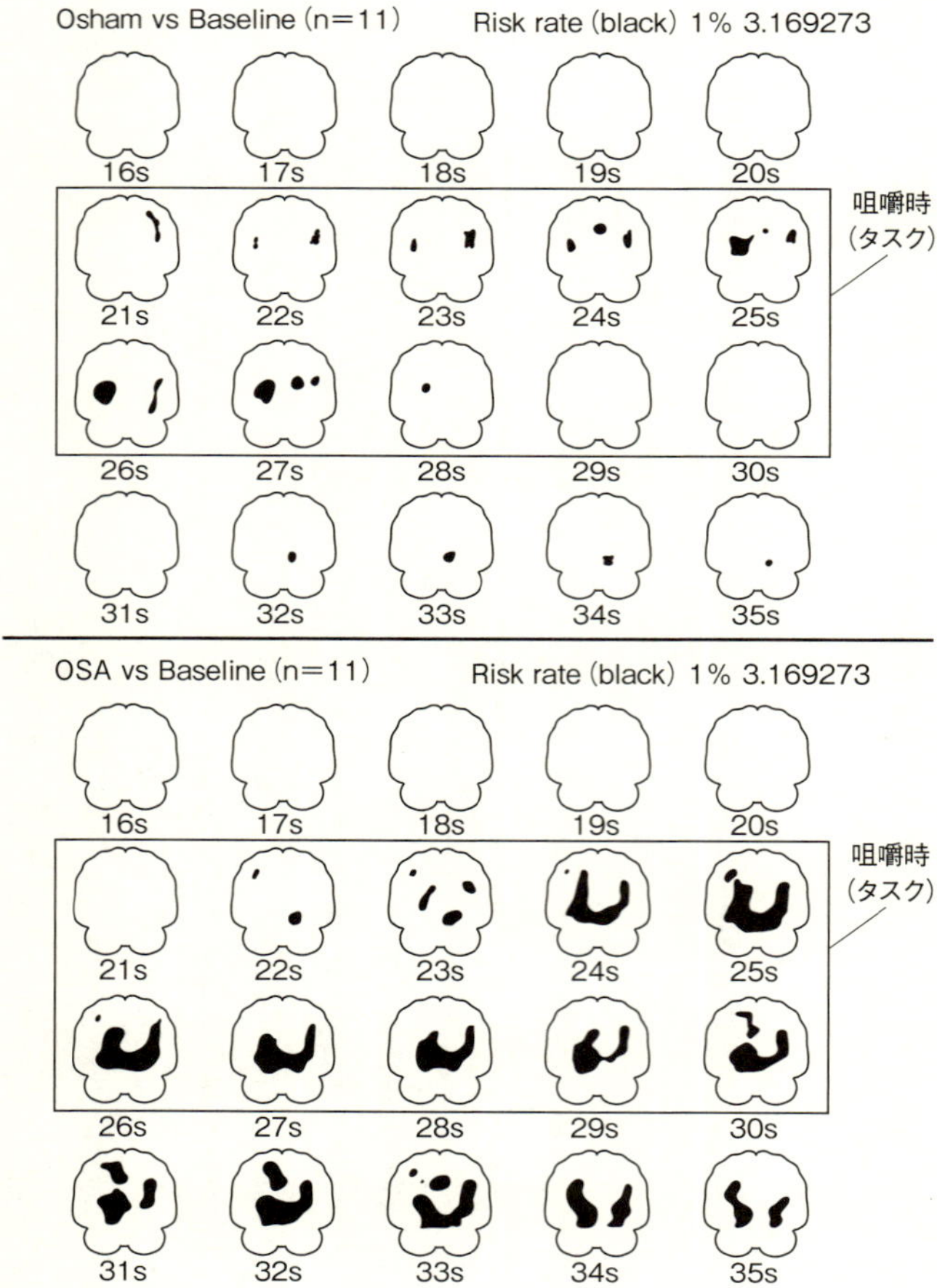


**図 2-6　口の中でニンジンの形を探るふりをしているときの脳血流量（上図）と本当に形を判別しているときの脳血流量（下図）**

黒色が血流の増加している部分を表している　＊Kagawa, T., Narita, N., Iwaki, S., Kawasaki, S., Kamiya, K., Minakuchi, S. Does shape discrimination by the mouth activate the parietal and occipital lobes?—near-infrared spectroscopy study. *PLOS One*. 9, 1-10（2014）より

# 2-7 「噛む運動」を制御する脳の司令塔

人間の奥歯は顎の関節や筋肉に近いため、強い力を発揮することができ、かたい物を噛み砕くのに適しています。一方、前歯や犬歯は、噛みついたり噛み切ったりするときに使うのですが、それだけでなく、顎の位置を繊細にコントロールする役割も担っています。これらの歯の歯根膜には圧力の変化を感知する受容器が多いため、横方向に力がかかったときにその逆の方向に顎をコントロールして、上下の歯をかみ合わせる位置を正しく調節しているのです。

この「歯の種類による役割の使い分け」について、興味深い研究があります。

東京医科歯科大学（現・東京科学大学）の森山啓司教授らのグループが、脳血流を測定するｆＭＲＩによって、物を噛む運動は、脳内の異なる２つの司令塔によって制御されていることを明らかにしたのです[*6]。具体的には、「奥歯で噛む」ときは、咀嚼筋の筋活動の上昇に応じて、小脳などの運動の命令を送る領域の脳活動が活性化し、「前歯で噛む」ときに比べて強い正の相関が示されました。逆に、「前歯で噛む」ときは、咀嚼筋の筋活動の上昇に応じて、帯状皮質運動野をはじめとした繊細な力のコントロールに関与する領域の脳活動が減少し、「奥歯で噛む」ときに比べて有意に強い負の相関が示されました。

つまり、「奥歯で嚙む」ときは、嚙む力が大きいほど「脳内の力強く嚙む機能」がより強くはたらき、「前歯で嚙む」ときは、嚙む力が小さいほど「脳内の繊細に力をコントロールする機能」がより強くはたらくことが明らかになったのです。なお、奥歯で嚙むときの脳の活動は、私たちが手で物をつかむ際に手のひら全体で力強く握るときと、また、前歯で嚙むときは指で繊細につまむときと、それぞれ類似した様相を示すことが明らかとなりました。

本章では、小さな歯が強大な力を支えられる理由、そして「嚙む」というシンプルな行為は、脳が関与する精緻な仕組みの上に成り立っていることを見てきました。私たちの口の中には実に奥深い世界が広がっているのです。

では、そんな口の中で病気が発生すると、私たちの体に何が起こるのでしょうか。次章では、序章でも少し紹介した歯周病とむし歯が引き起こされるメカニズム、そして全身への影響などを詳しく見ていきましょう。この2つの病気は単なる口の病気にとどまらない影響が指摘されているのです。

COLUMN1

# 「咀嚼チェックガム」開発秘話

咀嚼能力を測るために、ガムは多くの研究で用いられ、その方法もさまざまです。たとえば、2色で構成されたガムを噛んで、色の混じり具合から咀嚼能力を評価する方法があります。あるいは、ガムを噛むことによって、溶け出す糖の量で評価する方法もあります。

咀嚼能力の評価のための試験食品としてガムを活用するのには、いくつか利点があります。それは、かたさ、重さ、凝集性、粘着性、および成分が一定であるために、測定条件の均一化を図りやすいことです。また、特殊な試験食品ではなく、通常の食生活でしばしば摂取している食品であるため、多くの人が安心して噛めることも利点です。

そのようなガムを活用した咀嚼力チェック方法の一つとして、東京医科歯科大学（現・東京科学大学）の私たちの教室では、株式会社ロッテと協力して「色変わりチューインガム」を開発し、研究に活用しています[*1]。

この色変わりチューインガムは、ガムベースにクエン酸が練り込まれています。ただ、噛む前はこのクエン酸が溶け出していないため、pHは低い状態＝酸性になっています。また、赤、黄色、青の色素が含まれていますが、赤は酸性領域では発色しない着色料が用いられているため、咀嚼前は黄色と青の色素により黄緑色をしています。

そこで、ガムを口に入れて咀嚼します。すると、クエン酸が溶出して唾液と混和することにより、ガム内部のpHが上昇します。そのため、赤の色素が発現し、同時に黄色と青の色素が溶出していくことで、ガムの色が徐々に黄緑→ピンク→赤と変化していくのです。600回咀嚼するまで色の変化は続きます。

このガムのメリットとして、咀嚼能力の高い健康な歯列の人も、無歯顎（歯が1本もない状態。この場合は総義歯の状態）の人も、咀嚼能力を評価できるという点が挙げられます。また、変化した色によって評価するので、歯科の専門家でなくても、特殊な機器を用いることなく、目で見て評価できる点も汎用性が高いといえます。

ただ、そうはいっても、人の目に頼るだけでは定量的な評価はできません。適切な色差計を用いるなどして、赤色の濃度を測定する必要があります。そういうことから、臨床研究にも使用できるカラースケールも開発することとなりました。

色の変化を分析するために、ガムを10～200回咀嚼した後の色分布を、色空間上にプロットしてみると、ほぼ一直線上になることがわかりました。咀嚼の進行により、この色空間上の直線に沿ってプロットが移動するということなので、その直線上の何点かを実際に判定するための色として採用し、スケールにすればよいわけです。精度の検証を重ね、現在では、スケールの間隔をΔE（比色の単位）とした、より定量的なスケールとなり、その色も印刷会社の協力によりきわめて正確なものになっています。

このガムを用いた研究は日本のチームが多くを占めていますが（国際誌70本中58本、2023年6月現在）、海外でも徐々に認可されてきており、台湾、韓国、ブラジル、ドイツなどでも使用されるようになってきました。現在ではさらに開発が進み、ガムの色をスマートフォンで撮影して評価できるシステムも構築されています。これは、誰でもフリーでダウンロードして利用できるため、本人や家族のように、専門家でなくても評価が可能で、自己健康管理や口腔健康への意識向上に役立つものと考えています。

# 第3章

# 歯周病とむし歯

## ——歯の健康と全身の病気との関わり

## 3-1 敏感な口のセンサー「歯根膜」と歯周病

序章でも触れましたが、近年、高齢者の残存歯数が増加しており、80歳で20本以上の歯を有している人の数が50%を超えました。しかしながら、それと同時に、歯があるからこそ起きる病気の歯周病とむし歯が増えています。本章では、この2つの病気が引き起こされるメカニズム、そして全身への影響について考えたいと思います。驚くことに歯の病気の影響は口腔にとどまらず、全身の病気とも関連しているのです。

まずは歯周病についてです。なお、ここから先は第1章で紹介した歯の構造などが登場しますので、ぜひ読み返しながら進んでいただければと思います。

歯周病は、以前、「歯槽膿漏」と呼ばれていたと紹介しましたが、その名のとおり「歯ぐきが腫れて血や膿が出る」というイメージは正しいものの、歯ぐきの病気ではありません。魚の骨が歯ぐきに刺さって腫れて血や膿が出るのは、歯周病ではないのです。歯周病は、「歯」と「歯を支えている歯槽骨」の間にある歯根膜の病気のことをいいます（「歯ぐき」は、歯肉と歯槽骨、歯根膜をまとめた表現です）。そして、その炎症が周囲にも広がるのです。

歯は周囲の組織、すなわち歯肉や歯槽骨とある種の様式をもって接合しています。そしてその

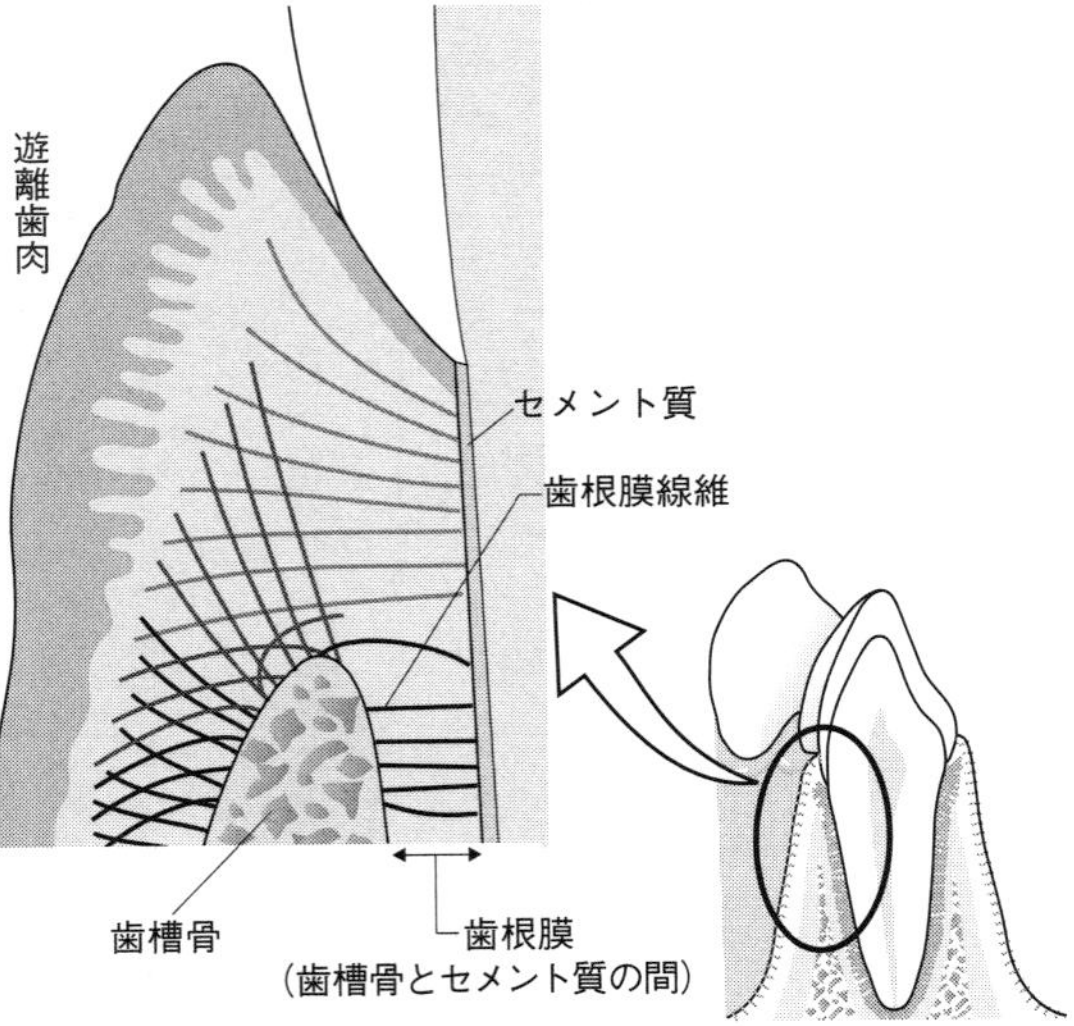


**図 3-1　歯根膜と歯根膜線維**

結合様式の代表が歯根膜です。

歯根膜は厚さ０・２〜０・３ミリメートル程度の薄い膜で、歯根膜内にある歯根膜線維（シャーピー線維）が歯（歯根の表面のセメント質）と骨（歯槽骨の表面）をつなぎとめています。

このほかにも歯根表面のセメント質と遊離歯肉を結ぶ線維、歯槽骨頂と遊離歯肉を結ぶ線維があり、これらが強固で弾性のある結合をしていることで、歯を固定して支持し、また、歯に加わった力を緩衝するはたらきもしています（図３－１）。

つまり、歯は歯槽骨の中にハンモックのように吊り下げられているということになります。そして、この歯根膜線維で吊り下げられた28本の歯は、自分の体重あるいは自分の背筋力と同程度の噛む力を発揮するのです。

このことを初めて知ったときは、「なんと精巧な構造なのだ！」と感動したことを覚えています。アニメ好きの人なら知っているかもしれませんが、『進撃の巨人』という人気漫画の中で、巨大樹の森において変身した女型の巨人アニが無数の鋼線で拘束されるシーンがありますが、まさにあのイメージなのです。ご存じでない方はぜひ読んでみてください。

さらに、歯根膜は、圧力を感じるセンサーのはたらきもします。歯に加わった力は歯の根と骨との間の歯根膜で感じ取り、強すぎた噛む力や力の方向を制御するのです。この機能によって私たちは噛む力をコントロールすることができます。たとえば、炊いた白米を食べているときに、小石のようなかたいものが入っていたら、それを感じて瞬時に顎を閉じる力を弱めます。閉口筋の筋電図でその様子を見ると明らかで、口に何も入っていないときに、歯をカチカチと合わせたときも、上下の歯が接触した瞬間に筋電図の波形が一瞬ゼロになる「サイレントピリオド」が出現します。これは、そのときに歯根膜のセンサーから中枢を経由し、閉口筋の抑制を指示する信号が送られたことを意味します。そうしないと歯や筋肉に余分な負荷をかけてしまったり、歯が割れてしまったりするからです。

また、奥歯の詰め物をしたことがある方は経験があると思いますが、ほんの数マイクロメート

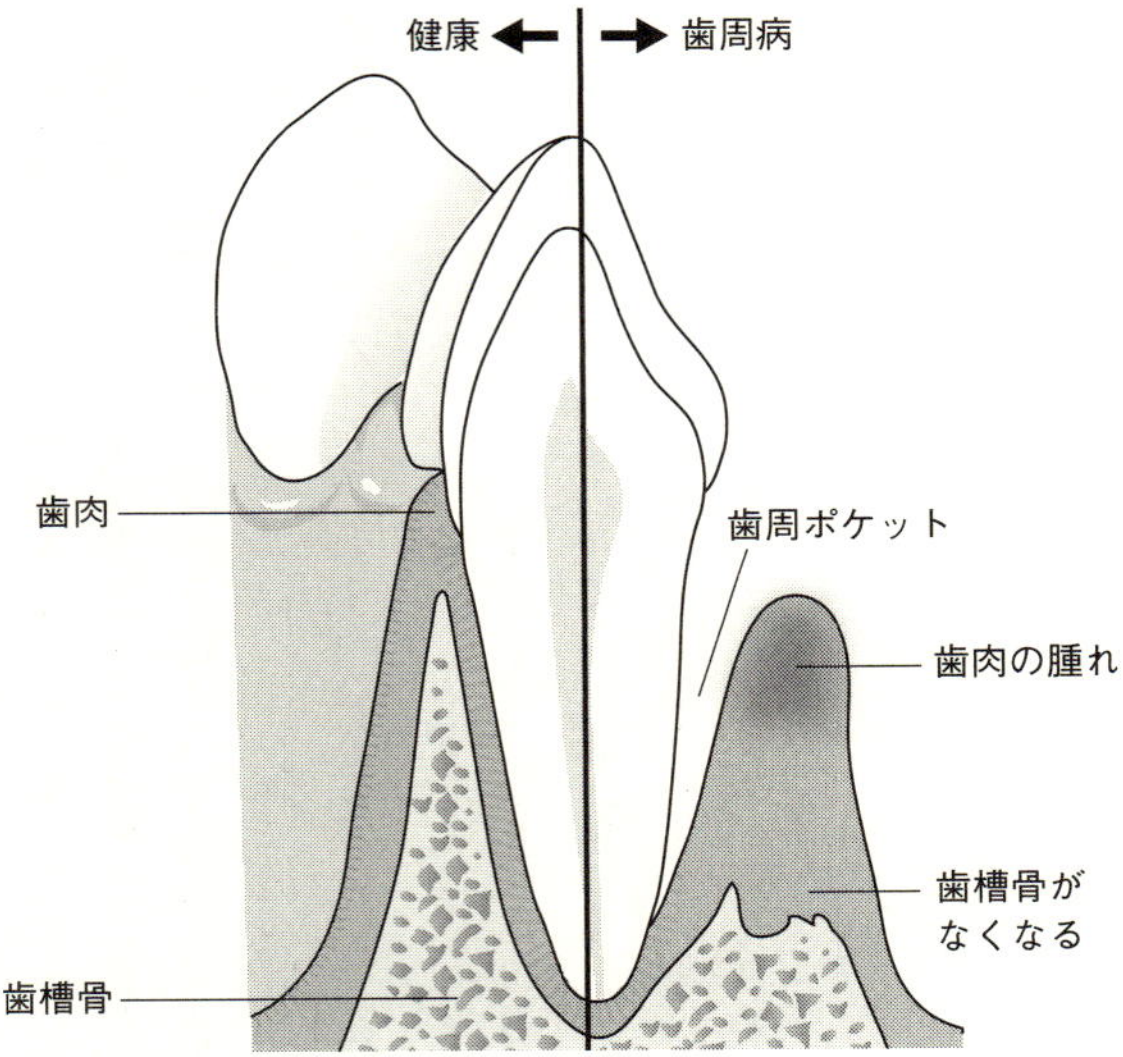


**図 3-2　歯周ポケット**

ル（１マイクロメートルは１ミリメートルの１０００分の１）程度、かみ合わせの面から飛び出ているだけで検知することができます。ティッシュ１枚の薄さであっても検知することができ、歯根膜のセンサーは非常に敏感であることがわかります。

そんな歯根膜や、歯槽骨の中には、線維芽細胞や、傷んだ骨を壊す破骨細胞、骨をつくる骨芽細胞、さらにはセメント芽細胞、未分化間葉細胞、マラッセの上皮遺残、マクロファージなどの多様な細胞が存在します。細胞の名前を覚える必要はありませんが、これらの細胞が、歯根膜が炎症を起こしたときに反応したり、修復しなければならないときに活躍したりします。

この歯根膜で起きる病気が、歯周病なのです。

歯周病の原因は、歯磨きが不十分なために磨き残しがあることです。磨き残しがあるとそこに歯周病原菌が発生し、炎症を起こして歯根膜が破壊されていき、歯と歯ぐきの境目に深い溝ができます。健康な歯ぐきの場合、この溝の深さは2～3ミリメートル程度ですが、歯周病原菌による炎症が進行すると溝がより深くなるのです。これが**歯周ポケット**です（図3－2）。

歯周ポケットの中の細菌は、歯磨きによって容易に除去されないため、成熟した歯垢になりやすく、炎症が進行してしまいます。なお、この歯垢とは歯の表面に付着した細菌が繁殖したかたまりで、粘着性のある白色または黄白色の物質のことです。**プラーク**とも呼ばれています。歯垢の中には1ミリグラムあたり1億個以上もの細菌が含まれていて、その細菌がつくり出す毒素によって炎症がどんどん進みます。また、歯周ポケットの内部は酸素が少ないので、生育に酸素を必要としない嫌気性の歯周病原菌がより繁殖しやすく、深いポケットの中では炎症が進行しやすいこともあります。

## 3-2 歯周病を引き起こす細菌の正体

歯周病の原因となるのは「磨き残し」と述べましたが、それは、磨き残しによって、それをエサに細菌のかたまりであるプラークが生じるからです。ただし、どんな細菌でも歯周病を引き起こすわけではありません。

歯周病原菌に関係する細菌は数多くありますが、毒性の強いものを頂点に、大きく3段階に分類することができます。その最上位に位置するのが、レッドコンプレックスと呼ばれる嫌気性細菌群で、ポルフィロモナス・ジンジバリス（*Porphyromonas gingivalis*）、タンネレラ・フォーサイシア（*Tannerella forsythia*）、トレポネーマ・デンティコーラ（*Treponema denticola*）の3つです。

中でもポルフィロモナス・ジンジバリス（図3-3）の毒性が最も強いとされており、消化

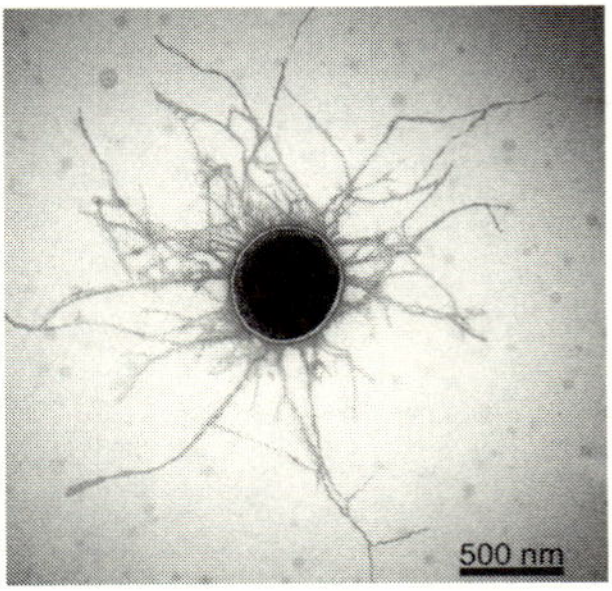


図3-3　ポルフィロモナス・ジンジバリス（ジンジバリス菌）の電子顕微鏡画像
＊画像提供　柴田敏史博士／OIST

酵素であるトリプシンによく似た酵素を分泌し、生体タンパク質の分解を引き起こして細胞にダメージを与えることで歯周病が進行していくと考えられています。ただ、3つの菌を中心とした菌群がチームワークによって歯周病を引き起こしているという見解もあり、このあたりは今後の研究により明らかになっていくものと考えられます。このポルフィロモナス・ジンジバリスは本章でたくさん登場するのでぜひ覚えておいてください。「ポルフィロモナス」は属名ですが、後半の「ジンジバリス」は歯肉（gingiva）に由来します。

なお、歯周病の進行に大きく関わるのは毒性の高いレッドコンプレックスの細菌ですが、これが歯周病の初期段階から口の中にたくさん存在するわけではありません。最初のうちは、ピラミッドの低下層に位置する低リスクの口腔内の菌が多く存在します。その後、歯周病が進行してピラミッドの中層に位置するオレンジコンプレックスの細菌群へと分布が変わります。さらに、これらの細菌が成熟すると、最も毒性の強いレッドコンプレックスの細菌が増えていき、それにしたがって歯周病も悪化してしまうのです。

## 3-3 歯周病のメカニズム

歯周病のメカニズムについて、もう少し詳しく説明します。図３－４を見てください。

レッドコンプレックスなどの嫌気性細菌が、歯肉に侵入して接合上皮細胞を刺激することで、細胞からインターロイキン８（ＩＬ－８）やＭＣＰ－１などのケモカインと呼ばれる物質が産生されます。この物質は、侵入した病原体に応じて、免疫細胞を刺激・動員・増殖させる役割などを持つサイトカインと呼ばれる物質の一種です。これにより感染部位に好中球（白血球の中で最も多い血液細胞）が集まります。また、インターロイキン８やＭＣＰ－１は、病原体や炎症物質を除去する免疫細胞のマクロファージを誘導して、免疫の第一防御ラインを形成します。

さらに進行すると、免疫応答を担うリンパ球のＴ細胞とＢ細胞が出現して、免疫の第二防御ラインをつくりますが、この段階はまだ歯肉炎のステージ、つまり、まだ歯根膜まで病変が進行していない段階です。

さらに炎症が広がっていくと、好中球やマクロファージが放出する炎症性サイトカインのインターロイキン－１$\beta$（ＩＬ－１$\beta$）、インターロイキン６（ＩＬ－６）、ＴＮＦ－$\alpha$（Tumor Necrosis Factor-$\alpha$、腫瘍壊死因子$\alpha$）によって組織の破壊が進行していきます。その結果、破

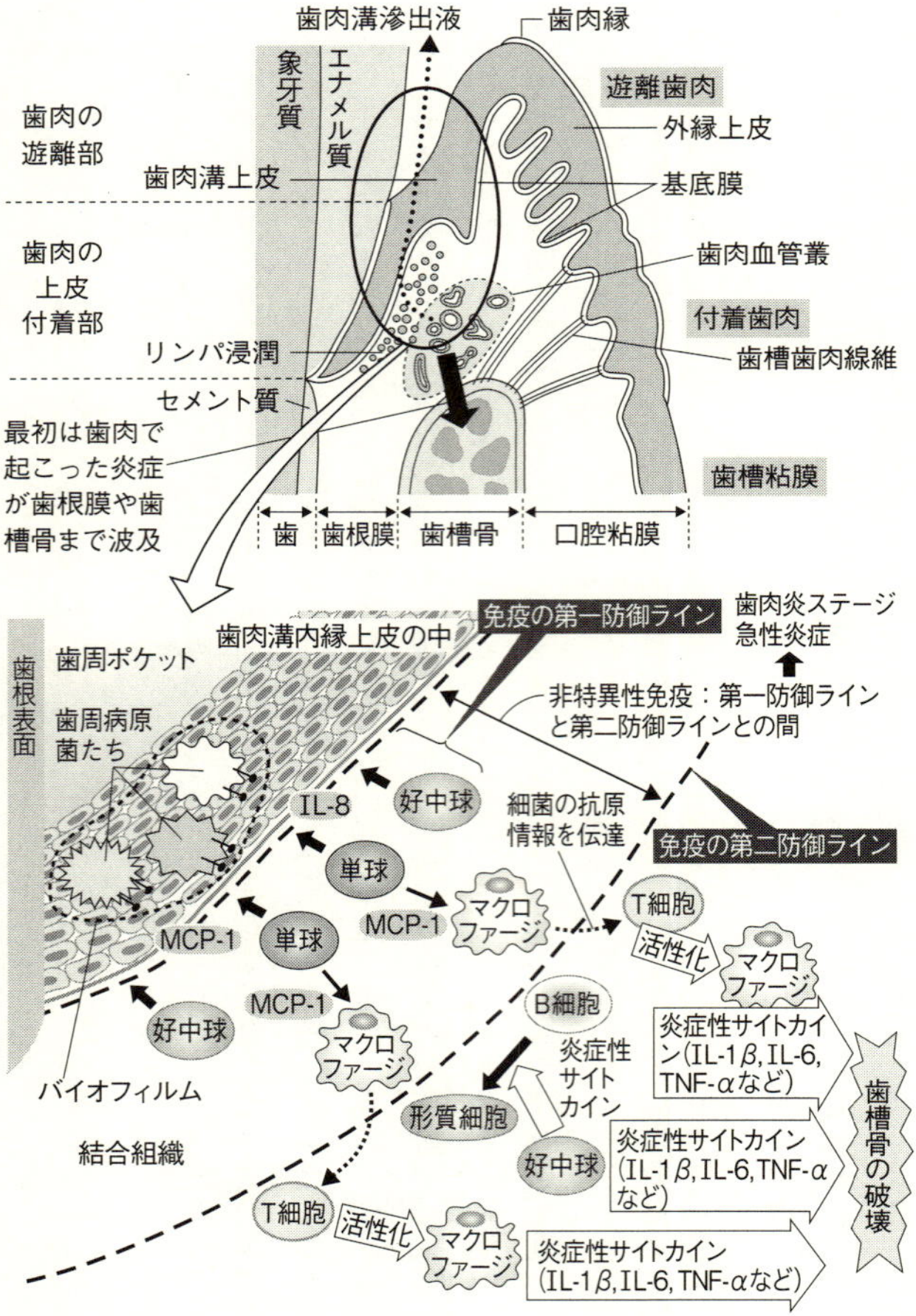


**図 3-4　歯周病の起こるメカニズム**

＊編著：木村英隆，築山鉄平，監修：特定非営利活動法人　日本臨床歯周病学会．歯周病と全身疾患――最新エビデンスに基づくコンセンサス Second Edition（デンタルダイヤモンド社，2023）の図の一部を改変

骨細胞が活性化されて、歯を支えている歯槽骨が溶けて減ってしまうのです。また、これらの炎症の進行には、ホルモンに似たはたらきをする生理活性物質プロスタグランジン（ＰＧ）が関与しており、歯槽骨が溶けるのを助長します。こうした炎症反応は、組織が壊れるという犠牲を伴って、生命全体に影響が出ないように体が反応しているといえると思います。

## 3-4 歯周病原菌は他の疾患の重大リスク

### 口から体の各所へ

歯周病が恐ろしい病気である理由の一つとして、慢性炎症であることが挙げられます。これは常に体内で細菌の感染が続いている、あるいは原因となる細菌を保有していることを示します。そして、歯周病は口の中の細菌による炎症ですが、結果として、その影響は口の中だけにとどまらず、細菌の発する毒素や細菌自体が血流を通じて全身に運ばれ、身体の各所で悪さをするのです。後ほど詳しく述べますが、たとえば高齢者の中には、心臓の弁の動きが悪く、心臓内の血流が不規則になって疣腫《ゆうしゅ》（いぼのようなもの）ができやすくなるケースがあります。このとき、歯石除去などの外科処置によって一時的に血流中に細菌が入ってしまうと、感染性の疣腫を作ってしまい、致死率の高い感染性心内膜炎になってしまいます。そのため、細菌性心内膜炎のリスクの高い人（人工弁の使用者や心臓に先天異常がある人）には、抜歯や歯石除去などの一時的な菌血症になる可能性のある処置の際、事前に抗菌剤を服用してもらい、その血中濃度が高くなってから処置を行います。ただ、重篤な歯周病の場合は歯科医院での処置にとどまらず、歯磨きでも血中に口腔内の細菌が入ってしまう可能性があります。歯根膜は広げれば手のひらくらいの大きさですが、そんな大きさの炎症が起きているということは、そこから有害なものが体の中に入ってゆくのは想像に難くないと思います。

こうした歯周病と全身の状態との関連は多く指摘されており、特に解明が進んでいるのは、糖尿病との関係です。また、狭心症や心筋梗塞などの心血管疾患、慢性閉塞性肺疾患（ＣＯＰＤ）や誤嚥性肺炎などの呼吸器系疾患、認知症、早産などの周産期障害などとの関係が指摘されています。

## 歯周病の悪化で糖尿病が進行する？

それでは個別の疾患について見ていきましょう。現在、最もフォーカスされているのは糖尿病との関係です。

糖尿病は、膵臓から分泌されるホルモンのインスリンが分泌不足になるか、分泌されても十分にはたらかないために血糖値が慢性的に高くなる病気ですが、以前より、糖尿病になると細菌感染に弱くなるため歯周病が重篤になることが指摘されていました。

しかし近年は、逆に、歯周病があると糖尿病の症状、つまり血糖のコントロールがうまくいかなくなること、２型糖尿病（遺伝的な要因に肥満や運動不足などの生活習慣が加わって発症する糖尿病）では歯周病治療により血糖値が改善される可能性があることがわかってきており、糖尿病診療ガイドラインにも記載されています。そして、糖尿病患者には、歯科を受診して歯周病を治療することが推奨されています。

では、歯周病と糖尿病は具体的にどのように関わっているのでしょうか。ここで、歯周病が血糖のコントロールに影響を与えるメカニズムについて、簡単な説明を加えておきます。

まず、前提として人体と血糖値の関係を説明します。血中を流れる糖は、それぞれの細胞内に取り込まれ、エネルギーとして活用されます。すると、結果的に血中の糖が減少し、その濃度＝血糖値が正常な状態に保たれるわけです。

この「糖を細胞に取り込む」という作用を有するホルモンがインスリンです。インスリンが作用しないと血中の糖を細胞内に取り込めず、血中の糖の濃度が上昇し高血糖という状態になります。

歯周病の炎症状態が亢進すると、歯周病由来の炎症性サイトカインであるＩＬ－６やＴＮＦ－

αなどが血中に放出されます。すると、それらの作用によって、糖を取り込む細胞側でインスリンに対する受容体の反応が鈍くなり、結果的に細胞が糖を取り込むための入り口がブロックされてしまいます。そうすると血液中の糖の濃度が上がり、高血糖になってしまうのです。高血糖の状態を放置しておくと、インスリンを分泌する膵臓のランゲルハンス島のβ細胞が疲弊し、糖尿病状態を進行させると考えられています。

さて、歯周病を放置しておくと糖尿病になりやすいかどうかですが、アメリカ健康栄養実態調査[*1]（National Health and Nutrition Examination Survey：ＮＨＡＮＥＳ）の結果から、歯周病の重症度は、平均で17年後の糖尿病の新規発症リスクと有意に相関することが示されました。また、歯周病の重症度によって耐糖能異常（血糖値の上昇）が生じるオッズ比は2〜3倍に上昇していたと報告され、重度の歯周病は、耐糖能異常あるいは糖尿病の発症に影響を与える可能性が示唆されました。もちろん歯周病だけで糖尿病を発症するわけではありませんが、肥満などの要因があり、リスクが高い場合には注意すべきと考えます。

また、前述のように、糖尿病治療の中で歯周病治療が必要なことが明確となり、糖尿病患者を歯科医院に紹介して歯周病の治療と管理をするといった、積極的な医療連携が行えるようになりました。糖尿病の方や糖尿病の心配がある方は、ぜひ歯周病の検査をしてもらってください。

## 日本人の死因の上位を占める動脈硬化性疾患

狭心症や心筋梗塞といった動脈硬化性疾患のリスク因子については古くから研究されており、さまざまなことがわかってきています。

有名な研究の一つは、１９４８年に開始されたアメリカの大規模コホート研究です[*2]。コホート研究とは、疫学的な手法の一つで、ある要因に曝露した集団と曝露していない集団を一定期間観察し、研究対象となる疾病の罹患率などを比較して、要因と疾病の関連性を調べる研究方法のことです。この研究結果からは、冠動脈疾患のリスク因子として、年齢、性別、総コレステロール、ＨＤＬコレステロール（余分なコレステロールを回収して動脈硬化を抑える、善玉コレステロール）、収縮期血圧、喫煙が挙げられています。

現在では、これらの古典的リスク因子に加えて脂質異常症、糖尿病、肥満もリスク因子であることが明らかになっており、さらに近年の研究により、高感度ＣＲＰ（炎症時に増加するタンパク質）、ＩＬ－６の値も冠動脈疾患発症のリスクを見極める指標であることが知られています。

では、これらのリスク因子と歯周病がどのように関係するのでしょうか。実は、歯周病患者の血液においては、高感度ＣＲＰが上昇しており、歯周病治療によってその値が低下することが報告されています。この事実から、歯周病による全身性の炎症応答の亢進が血管障害の発症および進行に関与することが示唆されています。また、歯周病原菌であるポルフィロモナス・ジンジバリスが血管内皮細胞に侵入できることや、動脈硬化病変から検出されることが示されています*3、4。

また、歯周病の治療で血液中のＨＤＬコレステロールの値も改善することが報告されています。歯周病の存在が、狭心症や心筋梗塞といった虚血性心疾患の発症や進行に関連するという明確なエビデンスはありませんが、歯周病によって引き起こされた炎症は動脈硬化性疾患のリスク因子と考えられます。

日本人の死因の上位を占める心疾患と脳血管疾患は、どちらも動脈硬化性疾患なので、歯周病予防の十分なモチベーションになると思います。

## 認知症の原因タンパク質と歯周病原菌が手を組む？

脳が関わる認知症と歯の病気である歯周病の関係といわれるとピンとこない人が多いかもしれません。しかし現在、両者の関連も議論されています。

認知症の中で最も多いとされるアルツハイマー型認知症は、脳内にアミロイド$\beta$（A$\beta$）やタウ（Tau）と呼ばれるタンパク質が蓄積することで、脳の神経細胞が壊されて認知機能障害を引き起こすと考えられている病気です。

では、歯周病はこの病気にどのように関係しているのでしょうか。歯周病原菌やその毒素は血行性や神経系を介して脳に移行し、アミロイドβやタウと共同して脳の常在免疫細胞であるミクログリアを活性化させます。その結果、脳に自然免疫反応が引き起こされ、神経細胞を傷害するとされているのです。このような神経炎症や神経細胞の組織変性の慢性化が、アルツハイマー型認知症の病態を増悪している可能性があるのではないかと考えられています。

ただ、歯周病だけでアルツハイマー型認知症を発症するとは考えにくく、発症時期を早めたり、認知障害の程度や進行を早めたり、といった作用があるのではないかという考え方が、現時点では有力です。

また、最も毒性が高いとされる歯周病原菌ポルフィロモナス・ジンジバリスは、ほかの歯周病原菌に比べて脳内に移行しやすい性質を有している可能性も示されています。それは、一つには、アルツハイマー型認知症だった患者の脳内からこの細菌が発見され、正常な人の脳組織からは検出できなかったこと。もう一つは、マウスの口腔内にポルフィロモナス・ジンジバリスとそのほかの細菌を接種したところ、ポルフィロモナス・ジンジバリスのＤＮＡだけがマウスの脳内から検出されたからです。

## 早産や低体重児出産と歯周病

通常の妊娠分娩では、妊娠末期になるとホルモン様のプロスタグランジン、免疫に関連する炎症性サイトカインのTNF－αやインターロイキン－1β、筋肉を収縮させる作用があるホルモンのオキシトシンなどの産生が上昇し、それによって頸管熟化や子宮収縮が促されて分娩・出産に至ります。これらの物質は歯周病によって産生されるものと共通なものもあり、もし血流を通してこれらが子宮に到達すれば、正常な時期でなくても頸管熟化や子宮収縮といった分娩に向かう変化が開始され、早産が誘発される可能性があります。

プロスタグランジンは子宮収縮促進薬として用いられている薬剤でもあり、切迫早産といった出産異常に影響している可能性も考えられます。早産の妊婦では、口腔内の炎症が強く、血清中のインターロイキン－1β、インターロイキン8の濃度が高値であったという報告や[*5]、羊水中のインターロイキン6およびプロスタグランジンE2濃度が高く、歯のプラーク中の細菌総数と比例していたという報告もあり[*6]、口腔内の感染から引き起こされた炎症が、羊水中のサイトカインに影響し、出産にまで影響を及ぼす可能性が示されています。

また、早産であった妊婦からは、口腔内のポルフィロモナス・ジンジバリスが有意に高頻度で検出されたことや、海外でも妊婦の羊水からポルフィロモナス・ジンジバリスが検出され、かつ同じ妊婦の歯周ポケット中のプラークのサンプルからもこの細菌が検出されたこと、赤ちゃんを包んでいる膜が炎症を起こす絨毛膜羊膜炎《じゅうもうまくようまくえん》で、早産であった妊婦の臍帯からもこの細菌が検出されたことが報告されています。

これらの研究結果から、歯周病原菌が胎盤や羊水、臍帯などに定着する可能性が示されています。本来、羊水は無菌的な環境なので、これらの細菌の感染は早産や胎児の発育不全の原因の一つになると考えられているのです。

## 明らかになりつつある、さまざまな疾患との関連

このように、口腔以外のさまざまな病気と歯周病との関係性が明らかになってきており、ほかにも多くの疾患において歯周病との関連が研究されています。いくつか注目されている例を挙げてみると、たとえば、歯周病によって口腔内細菌が増加し、それを含む唾液が気管に入ることによる不顕性誤嚥（誤嚥していないのにむせなどが起こらない状況）が原因で肺炎が発生することが報告されています。また、歯周病原菌であるポルフィロモナス・ジンジバリスによって、関節リウマチが重篤化することも知られています。このほか、腎機能の低下や慢性の腎臓病の悪化との関連なども報告されているのです。

こうやって歯周病と全身の病気との関わりを見ていくと、ポルフィロモナス・ジンジバリス、

インターロイキン-1β、インターロイキン6、TNF-α、プロスタグランジンE2など、歯周病に関連した細菌や、その影響を受けて産生される物質が、体の各部で活動していることがよくわかります。

歯周病の病巣である歯根膜の広さは約50平方センチメートルといわれています。重篤な歯周病の場合、このうちの何割かが慢性炎症を起こしていることになりますが、体の一部にこれだけ広い面積の慢性炎症があり、それがどこかで〝がん〟につながる可能性があるかもしれないと思うと、あらためて非常に恐ろしくなります。歯周病は人類が克服すべき重要な疾患だということを理解してもらえるのではないでしょうか。

ただ、その歯周病を克服するための手法は、なんと簡単なこと、「歯磨き」なのです。この歯磨きの方法については本書後半でしっかりとまとめていますので、ぜひあわせて読んでみて下さい。

## 3-5 むし歯のメカニズム

### 「歯冠部う蝕」と「根面う蝕」

口の中にはさまざまな細菌が存在していますが、中には飲食物に含まれる糖分を摂取して繁殖し、歯の表面にプラーク（歯垢）をつくる細菌もいます。そのプラーク内に存在する細菌の数は極めて多く、プラーク1ミリグラムあたり1億以上ともいわれています。それらが飲食物の中の糖分を摂取・分解して酸を出し、歯を溶かしていきます。これはカルシウムやリンが脱け出す現象で**脱灰**といいます。

ただ、人の唾液にはカルシウムなどが含まれていて、それらのはたらきにより、一時的に脱灰されてもすぐに修復されます。とはいえ、歯を磨かない状態や糖を頻繁に摂取する状態が続くと、修復が間に合わず、脱灰が進行して穴が開いてしまいます。このようにしてむし歯ができるのです。ここからは少し専門的に、むし歯＝**う蝕**という用語に統一して説明していこうと思います。

う蝕は、発生する部位によって**歯冠部う蝕**と歯根部に生じる**根面う蝕**の2種類があります。第1章で紹介したように、歯ぐきの上に出ている部分は歯冠部といい、外からは見えない歯の下の部分が歯根部です（図3－5）。

歯冠部う蝕は、歯のかみ合わせ面にある溝（小窩裂溝）に発生することが多く、エナメル質から象牙質に進行していくう蝕で、若い世代に多く見られます。エナメル質は構成成分のほとんどがミネラルのため、ミネラルが溶出して脱灰が起きますが、唾液中のミネラルによって修復もさ

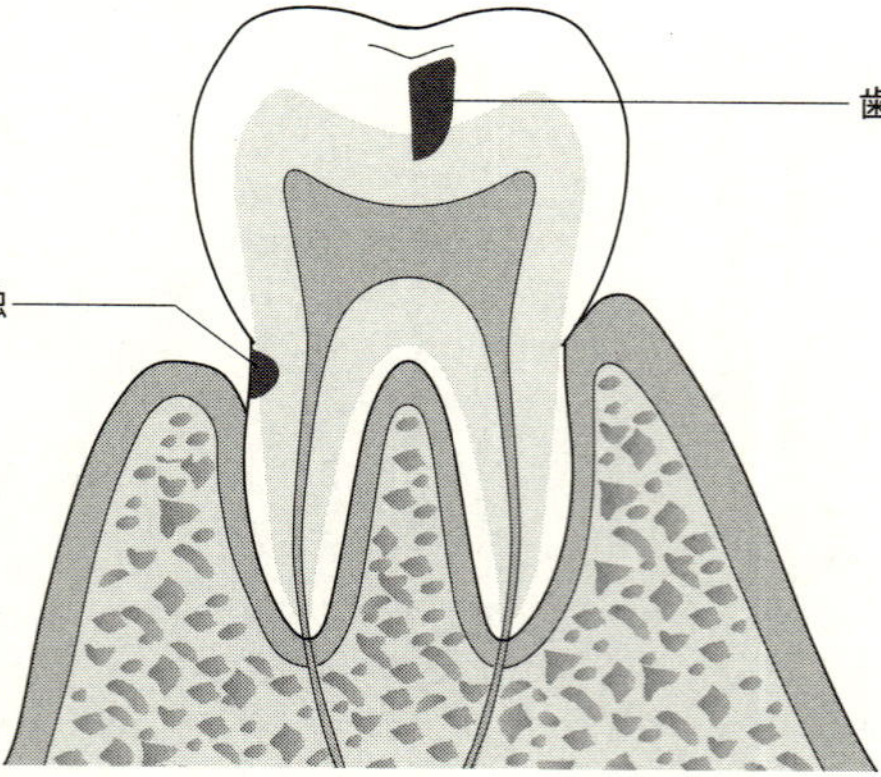


**図 3-5　歯冠部う蝕と根面う蝕の位置**

れます。

一方、根面う蝕は、歯ぐきが退縮することにより、露出した根面、すなわちセメント質や象牙質から発生するう蝕で、高齢世代に多く見られる傾向にあります。

歯冠部に比べて根面は、う蝕になるリスクが高いのですが、その理由の一つが構成成分の違いです。根面のセメント質は薄く、脱灰は象牙質でも進行していきますが、象牙質はミネラルに加え、格子状になったコラーゲンと水が約30%含まれています。そのため、脱灰ではミネラルの溶出とともに、細菌の酵素によりコラーゲンが分解されます。しかし、唾液にはコラーゲンを修復する作用がないため、エナメル質よりも象牙質のう蝕は進行しやすいのです。

もう一つの理由は、性質の違いです。酸性やアルカリ性の程度を知る単位としてpHはご存じだと思います。基本的に口の中はpH7で中性ですが、飲食により酸性に傾きます。このpHでエナメル質と象牙質の性質の違いを見ると、エナメル質の脱灰が始まるのはpH5・5ですが、象牙質やセメント質はpH6・4とされています。つまり、根面う蝕のほうがより中性に近い状態で発生します。より中性に近い状態で脱灰が始まるということは、エナメル質の歯冠部よりもう蝕になりやすいといえます。

## 高齢者は「根面う蝕」に要注意

2022年の歯科疾患実態調査では、80歳で20本以上、自分の歯を有する人は51・6%となりました（図0－3）。つまり自分の歯を有する人の割合が増えたのですが、序章でも触れたように、それとともに、う蝕を有する人の割合も年々増えているのです。そして、これも繰り返しになりますが、高齢者には歯肉の退縮によって露出した歯根面のう蝕が増えてきます。これからの高齢者の歯科疾患は歯周病とこの根面う蝕に注意しなければなりません。

根面う蝕について、これまで文献的には数多くのリスクファクター＝疾患発生の危険性を高める可能性がある要素が考えられ、性別、人種、教育レベルなどの社会的な要素から、咀嚼能力といった生理学的な研究まで、幅広く検討されてきました。そのような中で明らかになった最も重要なことが、次の3つでした。

**①歯肉退縮＝歯根面の露出**

歯周病や加齢により歯肉が退縮することで歯根面のセメント質、そしてう蝕が進むと象牙質が露出してきます。象牙質は酸に弱いので、ここにう蝕が生じやすくなります。

**②根面での歯垢（プラーク）の付着**

通常の歯の表面より硬度の低い象牙質で覆われた根面に、歯垢が付着します。

**③唾液の減少**

唾液には、酸性から中性に戻す「緩衝能」があるため、食事により酸性に傾いた口腔内を中性に近づけるはたらきをします。また、脱灰された歯を修復（再石灰化）するカルシウムを含んでいるため、う蝕の抑制効果がありますが、高齢になると、唾液腺の機能の減退や糖尿病などの全身疾患、服用薬剤の影響などにより唾液の量が減少します。

以上の3つの要素、すなわち、う蝕が発生する場が広くさらされており、そこに歯垢が付着し、う蝕抑制効果のある唾液が減少している、という場合に根面う蝕が発生しやすいといえます。

ただ、ここで注意が必要なのは、加齢が直接的な原因で根面う蝕になるわけではない、ということです。う蝕の原因はあくまで歯垢であり、次に述べるような背景から、結果的に高齢世代の根面う蝕が増えます。逆にいうと、その背景にうまく対応していけば、考え方としては高齢世代でもう蝕のない健康な歯を手に入れられるということなのです。

まず、根面う蝕を発症するケースは、特に口腔ケアが困難な高齢者に多いです。これは口腔リテラシーの低下や認知症により、厳密な口腔清掃ができなくなると、う蝕のリスクが高まることを意味します。

次に、これはエビデンスとして確実ではありませんが、高齢になって残存歯が少なくなった際、残った歯の歯頸部（歯冠と歯根の境目部位のこと。根面う蝕が発生しやすい部位）に力がかかり、その部分の歯質が弱くなって崩壊が加速してう蝕が進行する、との報告もあります。

では、実際に根面う蝕が発生した場合、どんなことが待ち受けているのでしょうか。より理解を深めてもらうために、ここでごく簡単にその傾向を３つ紹介します。確かなエビデンスはまだないものの、臨床家の立場としてある程度わかっていることも含めます。

①急速に進行、短期間で噛めなくなる
さまざまなタイプがありますが、進行性のものは経過が早く、定期検診を1回逃しただけで、次の定期検診ではすでにかなり進行していることもあります。

②抜歯に至るケースも少なくない
う蝕が歯肉の下にまで広がっていることが多いので治療が難しいことがあります。また奥深く進行しているケースが多いので、歯髄（歯の内部にある神経や血管）を治療する「根管治療」が必須となります。ただ、「根管治療」を行った後に、歯にかぶせ物をしたり、かぶせ物を支える歯根の補強を行う「支台築造」を施すのは困難なケースも多くあります。そのため、歯科治療が困難な要介護高齢者の場合、根面う蝕を有している歯の本数が多いと、抜歯を選択することも多くなります。

③詰め物が取れたり2次う蝕が発生しやすい
エナメル質よりコラーゲンの多い象牙質で早く進行するため、健全な象牙質との境界が不明瞭な状況になります。そうすると、治療のために削る範囲を定めにくくなることから、2次う蝕も発生しやすくなり、詰め物（修復物）の脱落が生じる可能性がでてきます。

ここまで、高齢世代に注意が必要な根面う蝕が生じてしまう「要素」「背景」「その結果起きること」という3つの点に整理して見てきました。これらを理解して対策すれば、考え方としては、高齢世代でもう蝕のない健康な歯を手に入れることができるでしょう。ただ、実際には高齢者の根面う蝕については、いまだに決定的な対応策がなく、社会的な側面で見ても、要介護高齢者になると医療経済的にも介護的にも難しい状況が続きます。この状況を何とかしなければいけないと考えています。

## 何事も「予防」が一番大切——う蝕の予防法

では、私たち一人ひとりが、自分自身の歯を守るためにできることは何でしょうか。根面う蝕の対策としては3つが考えられます。「予防」「修復治療（う蝕部位を除去して適切な材料を充填する）」「う蝕の進行停止（arrestといいます）」です。

まずは予防について見ていきましょう。前述したように、根面う蝕は進行が早く、治療が困難な場合も多々あるので、う蝕にしないという予防が最も大事です。

子どものときにできるう蝕の予防法として、自治体や歯科医師会の主導のもと、フッ素による洗口＝うがいが実施されています。各都道府県で実施していますが、私の郷里である愛媛県伊予郡・伊予市でも、伊予歯科医師会が中心となって小学校の児童に週1回のフッ素洗口を実施しています。

ただ、フッ素は根面う蝕にも効果があるとされていますが、歯冠部う蝕ほどクリアには効果がなさそうです。なぜなら、エナメル質はリン酸カルシウムの結晶構造でできているため、フッ素はその構造を強化する形で作用しますが、これまでに紹介したように象牙質は結晶とコラーゲンとの複合構造で、フッ素はコラーゲンを強固にするものではないためです。

したがって、根面う蝕に対する予防法としては、フッ素入りの歯磨剤《しまざい》を用いるとともに、発生しやすい部位の歯根表面に付着した歯垢をほぼ完全に除去し、活動性のう蝕が発生しないようにすることが最善策と考えます。

## 治療に使う詰め物の材料とは

では治療についてはどうでしょうか。う蝕のときには歯を削った後に**コンポジットレジン**と呼ばれる材料を詰めて欠損部を補う方法が広く行われていますが、この治療は詰めるところが唾液に濡れないようにしなければ効果的な接着は得られません。したがって、治療の姿勢がうまく取れない要介護高齢者では、なかなか難しい場合が多いです。そのためこうしたケースでは、接着の界面の処理がコンポジットレジンほど厳密でない**グラスアイオノマーセメント**という材料を用いる場合が多くあります。両者の特徴を見ていきましょう。う蝕の修復材料としてまず重要なのが、強度や物性です。強度的にはコンポジットレジンのほうが曲げ強さが強く、強靭でクラック（亀裂）も入りにくいことが、臨床研究でも示されています。

次に、歯質との接着です。健康な象牙質に対する接着力は、コンポジットレジンのほうが強いのですが、う蝕に影響された象牙質への接着力は、健康な象牙質に比べて3分の2ほどになってしまいます。そのため、正確に比較するのは難しいといわざるを得ません。

また、コンポジットレジンは、固まる（専門的には重合する）ときに収縮し、歯質との間にギャップができる可能性があるため、そこが2次う蝕の原因になる恐れがあります。

一方、グラスアイオノマーセメントは、硬化時にわずかに膨張するため、コンポジットレジンのように隙間が生じることはありません。また、グラスアイオノマーセメントは、フッ素をリチャージする能力と徐放する能力があります。もう少しわかりやすくいうと、フッ素入り歯磨剤や洗口剤のフッ素を吸収して、長期にわたってフッ素を放出し続ける能力があるということです。

両者を比べる臨床研究のデータはあまりないのですが、グラスアイオノマーセメントの優位性が認められる研究があるので紹介します。

頭頸部のがんで放射線療法を行った患者45名に対して、３種の材料で歯の修復治療を行いました。この45名は、放射線療法によって唾液腺が障害を受け、唾液量が減少し、う蝕リスクが高まっていました。

3種の材料とは、コンポジットレジン、グラスアイオノマーセメント、レジン強化型グラスアイオノマーセメントです。レジン強化型というのは、グラスアイオノマーセメントの中にレジンが固まるメカニズムを入れたもので、グラスアイオノマーセメントのようにフッ素徐放性がありつつ、レジンのような強度を兼ね備えたものです。

研究の具体的な中身として、毎日フッ素ジェルをマウスピースに入れてそれを歯面に付けるよう指導しました。そして、2年間のフッ素ジェルの使用状況により、フッ素使用群と非使用群の2つに分けて、詰め物がぴったり合っているかどうか、詰め物の周囲にう蝕（2次う蝕）ができているかどうか、詰め物が崩れたりしていないかどうかを評価しました。

このうち、2次う蝕について見ると、グラスアイオノマーセメントは、フッ素使用・非使用にかかわらず、2次う蝕は生じていませんでした。一方、フッ素非使用群では、コンポジットレジンにおいて、そのほかのグラスアイオノマーセメント系材料よりも有意に2次う蝕の発生率が高かったのです。

う蝕リスクの高い患者に対しての適切な修復物はなにか、という問いに対して、この臨床研究はフッ素徐放性のあるグラスアイオノマーセメント系であることを示唆しており、フッ素ジェル使用による歯面や修復材料に対するフッ素のリチャージが有効であることも示しています。

このように、う蝕予防に対して効果のある材料や方策がある程度はっきりしてきたので、それを実際に行うシステムを考える必要があります。もし、唾液量が減少しはじめて根面う蝕のリスクが増えてくる中年から高齢の人々に対して、小学校で行われているフッ素による洗口のようなシステム、あるいは口腔健康管理システムが導入されたら、きわめて強力な根面う蝕予防、歯周病予防、そしてオーラルフレイル予防になると考えられます。そのため、50〜60代の歯科検診が積極的に推奨され、そこで歯周病やう蝕が見つかれば、適切な処置につなげる、といったことができるようになるとよいのではないかと考えています。

## マネージメントでう蝕の進行停止を目指す

では最後に、根面う蝕対策の「進行停止」について見ていきましょう。近年出てきたマネージメントという概念で、う蝕の活動性を停止させるということです。

根面う蝕の活動性は、主にその部分のかたさによって評価します。進行性の場合、表面がやわらかく、黄色から薄茶色をしていますが、停止性の場合、表面がかたくて黒色をしています。

進行を停止させるための方法として、毎日１〜２回、フッ素洗口と１１００ppmフッ素配合の歯磨剤とを併用したところ、表面がやわらかかった活動性の根面う蝕がかたくなったという報告があります。

確かに、う蝕になったところを削って詰めても、また2次う蝕が発生して治療が必要となる可能性があり、それを繰り返していてもいたちごっことなります。最終的には歯根の全周にわたって詰めることになり、ある日、ポキッと歯が折れてしまう、ということも大いにあり得ます。それなら、削って詰めるのではなく、進行停止状態をマネージメントするのが現実的です。

また、折れて根だけになった歯に根管治療を施し、支台築造とかぶせ物などの歯冠補綴《ほてつ》をすると治療期間が長く負担が大きくなるため、ときには歯を抜いて義歯を入れることも選択肢になります。

要介護高齢者の口腔内の状況を考えると、歯がたくさん残っていると、もちろん機能的にはよいのですが、根面う蝕の発生など、実際にはなかなか防げない問題も多く発生します。総入れ歯だったから管理が楽だった、という側面が出てくることもあります。もちろん、だからといって、要介護になる未来を予想して早くに総入れ歯にしてしまうというのは乱暴です。う蝕や歯周病を完全にコントロールする方法が確立される日まで、患者や家族や歯科医療関係者は地道に今あるツールで頑張ることが求められるのです。

COLUMN2

# フッ化物配合の歯磨剤ってなに？

第3章で紹介したように、う蝕の予防や進行停止にはフッ素が有効です。フッ素には、歯の再石灰化の促進や歯質の強化、う蝕の原因菌の活動抑制というはたらきがあるからです。具体的には、フッ化物配合の歯磨剤と洗口剤があります。

本コラムでは特に歯磨剤に注目してみましょう。日本では、2017年になってフッ化物濃度の上限が1500ppmまで販売が認められるようになりました。

一方、海外ではすでに5000ppmのものまで販売されており、これが、要介護者のように、セルフケアのできないう蝕ハイリスク患者の、活動性の根面う蝕の進行抑制に効果があると、「う蝕治療ガイドライン」でも認めています。ドイツやフランスでは、1万2000ppmを超える歯磨剤が購入可能です。

今後、超高齢社会が進展し、セルフケアが困難な要介護高齢者が増加することを考えると、日本でも、より高濃度のフッ化物配合の歯磨剤が認可されることを願います。

COLUMN3

## サホライドの効果

読者の皆さんの中には、昔、黒い乳歯を見せて笑っている子どもがいたことをご存じの人もいるかもしれません。

これは、フッ素のほかに、う蝕の進行停止に効果があるとされているフッ化ジアンミン銀（$Ag(NH_3)_2F$）によるものです。

フッ化ジアンミン銀は1960年代に大阪大学の山賀禮一先生により考案され、1970年に「サホライド」という名称で製品化されました。当時は、乳歯のう蝕が多かったため、乳歯う蝕の進行抑制によく用いられていました。

具体的なメカニズムとしては、銀イオンやフッ化物イオンが作用して象牙細管（象牙質の中を通っている細い管）を封鎖し、う蝕の進行を抑制する効果を発揮します。また、歯質の脱灰抑制や軟化象牙質の再石灰化促進、さらに銀イオンが吸着してコラーゲンの変性を抑制することで、抗菌性やプラーク生成の抑制などにも効果があり、う蝕の予防や進行停止に有効であるとされています。

ただ、フッ化ジアンミン銀中の銀イオンは還元されて金属銀となり、塗布したう蝕部分が黒く変色してしまうため、審美的には難点とされています。冒頭の黒い歯の正体です。現在、子どものう蝕は激減しているため、そのような光景は見なくなりました。

一方、近年、フッ化ジアンミン銀は高齢者の根面う蝕の進行抑制剤として、自分では歯磨きができない要介護者に用いられています。診療ガイドラインによると、年1回の塗布で効果があるとされています。2000年代に入ってから世界的に再評価されるようになり、2014年にはアメリカのFDA（アメリカ食品医薬品局）が認可しました。

今後は、要介護高齢者の治療として採用することが増えるかもしれません。

# 第4章

# 中高年は歯のケアが健康のカギ

## ——歯を守って「衰え」を防ぐ

## 4-1 高齢社会の健康状態

前章でお伝えした通り、口の中の健康はさまざまな病気に関連している可能性があり、その影響は高齢になるほど注意が必要です。また、う蝕や歯周病が進んで歯を抜くことになったり義歯を入れたりという深刻な事態も、高齢になるほど増加します。そのため、日本のように高齢化が急速に進展している社会では、う蝕や歯周病の治療・研究に対し、より真剣に向き合うことが求められます。本章以降では、こうした高齢世代の歯の研究・治療・予防などについて、紹介していこうと思います。もちろん人は等しく年を重ねますので、今、歯の問題に直面してこの本を手にとっている人のみならず、将来病気にならないようにするために、現時点では健康な歯で生活をしている人にとっても重要な内容となるはずです。ぜひ長く健康な歯、体で生活を送るために、という視点で読んでもらえるとうれしく思います。

まずは、高齢社会の現状と将来の推計を見てみましょう。

日本の人口は1億2435万人（2023年10月1日現在推計）、そのうち65歳以上は3623万人で、総人口に占める割合（高齢化率）は29・1％です。また、75歳以上の人口は2008万人（男性799万人、女性1209万人）であり、65～74歳人口を上回っています。これは平均寿命（男性81・０９歳、女性87・１４歳）を考慮すると当たり前かもしれません。ただ、私のような現在60代の人間としては、つい先日のように思える１９８９年（平成元年）には高齢化率が12・１％だったのに、２０２３年には29・１％まで急速に上昇してきていることについて、多少の驚きをもって受け止めています。

このままの状態で推移していくと、65歳以上の人口はピークとなる２０４０年頃まで増え続け、75歳以上の人口はそれ以降も増加する一方、生産年齢である64歳以下の人口は減少するとされています。65歳以上の人口を15～64歳の人口で支える割合を計算すると、１９５０年には12・１人で１人を支えていたところ、２０２３年は２・０人、２０４５年には１・５人、２０７０年には１・３人となり、ほとんど１人で１人を支える状態になってしまうと推測されます。

したがって、生産年齢を超えた65～74歳の人でも、そのうちの何割かは、頼りになる労働力として働く必要が出てくるのではないでしょうか。ちなみに、２０２３年時点で働く高齢者の数は９１４万人で過去最高を更新し、20年連続で増加しました。また、高齢者の就業率は25・２％と主要国の中で高い水準にあり、年齢別では65～69歳は52・０％、70～74歳は34・０％となっています。

これは大変重要なことで、「高齢になっても健康な社会生活を送り、個人個人が生産活動を維持する」という健康長寿社会の達成が、日本において不可欠となるのです。

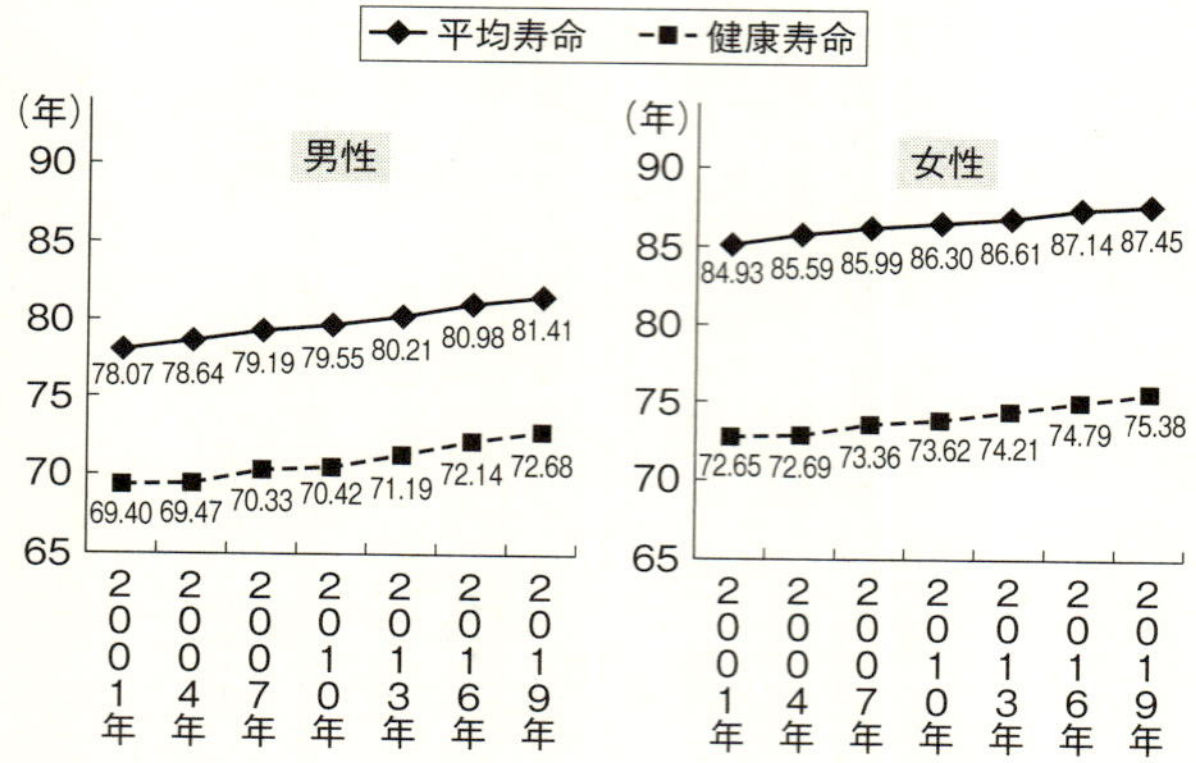


**図 4-1　平均寿命と健康寿命の差**　＊厚生労働省．健康寿命の令和元年値について（https://www.mhlw.go.jp/content/10904750/000872952.pdf）より

さて、平均寿命に関連して、近年、よく使われるようになったことばに**健康寿命**があります。これは、「健康上の問題で日常生活が制限されることなく生活できる期間」のことをいいます。おおよそ、平均寿命から慢性疾患や寝たきり状態、認知症などの期間を差し引いた年齢にあたりますが、「健康」とされる状態についてはさまざまな議論があり、また、健康寿命の考え方も多様です。

厚生労働省の健康日本21（第二次）推進専門委員会によると、２０１９年の健康寿命は男性が72・６８歳、女性が75・３８歳で、同年の平均寿命（男性81・４１歳、女性87・４５歳）と比較すると、それぞれ約9歳、約12歳の差があります。また図４-

1のデータが示すように、平均寿命と健康寿命の差はほぼ変わらず推移していることも読み取れます。つまり、男性なら９年間、女性なら12年間は何らかの介護が必要であるということです。

健康長寿社会の達成のためには、この健康寿命と平均寿命の差を縮めることが重要になります。では、そのために何をすればよいのでしょうか。

これも本書で伝えたいテーマの一つ「口から健康寿命アップ」です。

## 4-2 高齢者の歯は昔より健康になっているのか

口から健康寿命のアップを考えるうえで、まずは高齢者の歯の「現在地」を詳しく見ていきましょう。

厚生労働省は１９５７年から歯科疾患実態調査を実施しています。これは、歯科保健の状況を把握して、歯科保健医療対策を進めるための資料を得ることを目的としたもので、満1歳以上の人を対象とし、歯や口の状態、歯磨きの頻度、清掃状況、義歯やかぶせ物、歯肉、歯周病、かみ合わせの状況などを調べています。

また、１９８９年からは、厚生省（当時）と日本歯科医師会により「８０２０（ハチ・マル・ニイ・マル）運動」が推進されてきました。これは、「80歳になっても20本以上自分の歯を保とう」という啓発運動です。

なぜ20本かというと、20本以上の歯が残っていれば、かたい食品でもほぼ満足に嚙めることが科学的に明らかになっているからです。つまり、健康を維持するのに必要な最低限の歯の数というところです。また、80歳というのは、提唱当時の1989年に日本人の平均寿命が男性75・9歳、女性が81・8歳だったことから、80歳を男女の平均寿命相当としたためです。つまり、「生涯、自分の歯で食べる楽しみを味わえるように」という願いを込めてこの運動が始まったわけです。

図0－3は、1993年以降、60歳以上の人で20本以上の歯が残っている人の割合を示したものでした。運動を開始した当初は、8020の達成率が7％程度（平均残存歯数4～5本）でしたが、2005年の歯科疾患実態調査では、80～84歳の8020達成率は21・1％で、85歳以上では8・3％にまで伸びました。

また、厚生労働省の健康日本21では、中間目標として8020達成率20％を掲げましたが、2007年に出された中間報告では、それを上回る25％を達成しました。その後、2016年の歯科疾患実態調査では、達成率が51・2％、2022年の調査では51・6％と示されています。

楽しく充実した食生活を送り続けるためには、生まれてから亡くなるまでのすべてのライフステージで健康な歯を保つことが大切です。高齢になっても自分の歯で食べられるというのは本当

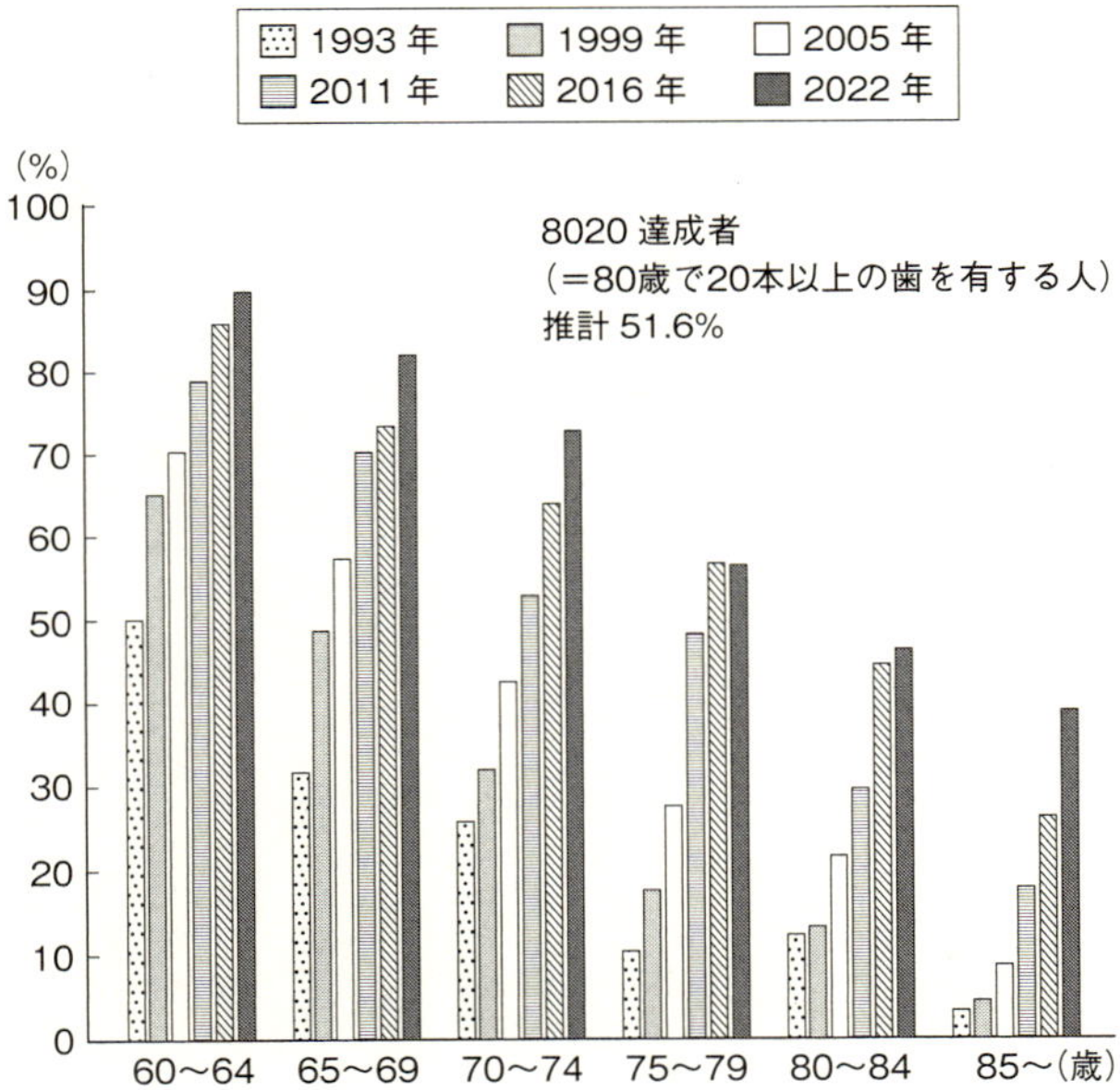


**図0-3　20本以上の歯を有している人の割合（再掲）**
8020達成者は75〜85歳未満の数値からの推計／2016年の調査のみ調査周期は5年　＊2022年歯科疾患実態調査より

に素晴らしいことで、世界中を探してもこんな国はどこにもありません。まさに日本の歯科保険、歯科医療の勝利といってもよく、大変誇らしいことです。

しかしながら、喜んでばかりはいられません。達成率が51・6％ということは、80歳の約半数の人は自分の歯が20本未満なのです。これは、失われた歯の位置によっては義歯が必要な状態になっていることを意味します。また、歯が残っているというのは喜ばしいことであるのと同時に、う蝕や歯周病のリスクがついて回るということでもあります。

前述した歯科疾患実態調査では、う蝕を持っている人の割合も調査しており、1993年から2022年までの年次推移を見ると、20歳未満の若い世代では、う蝕を持つ人の割合が減少傾向であることがわかりました。これは、う蝕予防に関する知識や学校歯科検診の充実、各地でのフッ素による洗口などの効果と考えられます。

一方、65歳以上の高齢世代では、う蝕を患っている人の数が右肩上がりになっていることが明らかになりました。これは、プラークコントロールなど、口腔衛生についての意識の低下（口腔リテラシーの低下といってもいいかもしれません）をはじめ、唾液の減少、2次う蝕の増加、歯周病などによって歯ぐきが下がってう蝕になりやすい象牙質が露出すること、などが理由として挙げられます。

う蝕や歯周病によって口腔内に炎症が生じると、持病によっては簡単に抜歯できないこともあります。たとえば、骨粗鬆症の薬を飲んでいる場合、抜歯後の顎骨炎のリスクが高くなることもその一つです。また、糖尿病や循環器系の疾患の場合も、抜歯にはリスクが伴うことがあります。つまり、「歯は抜きたいのに、抜くことができない」という八方ふさがりの状態になる可能性もあるのです。その結果、歯の根だけが残る「残根」が口の中に多く存在するといった状態に陥るケースも少なくありません。

このような事態を避けるためにも、超高齢社会では、高齢者における効果的なう蝕予防が重要になってくるのです。

## 4-3 歯や義歯の状態が寿命に影響することも？

### 北九州、イタリア、宮古島での研究

歯が残っていると、う蝕や歯周病などの問題が起こるとはいえ、やはり自分の歯が残っているほうがいいことには変わりありません。

いくつかの研究を紹介しましょう。北九州地域の高齢者福祉施設の入居者１９５９名に対する追跡研究では、歯が１本もなく総入れ歯も使っていない人は、残存歯20本以上の人と比べると、身体的健康状態は10・３倍、精神的健康状態では３・１倍悪化しており、健康悪化に対するリスクが非常に高かったと報告されています[＊1]。

図４－２は、イタリアのある地域の70歳から75歳の女性を、残存歯によって３つのグループに分けた生存曲線です[＊2]。生存曲線は階段状になっていますが、階段を下りるたびに何人かが亡く

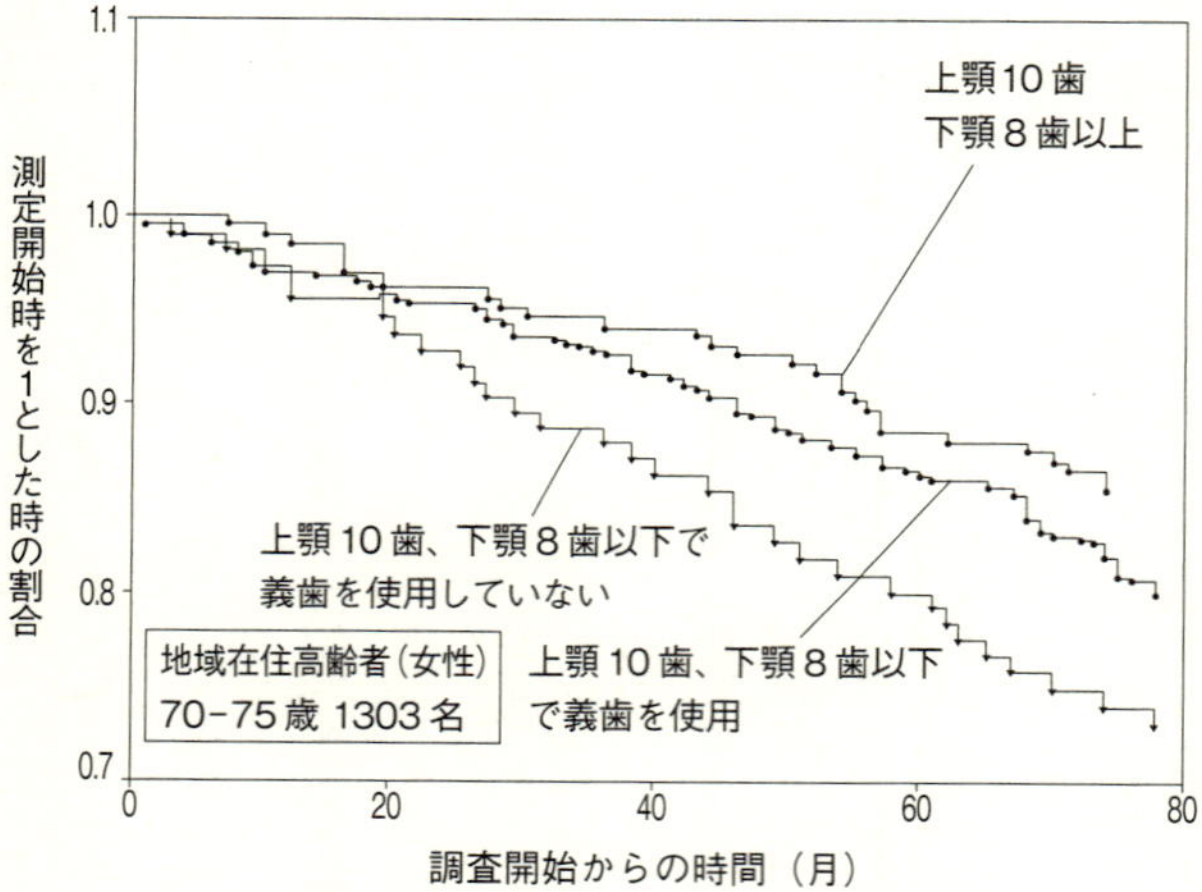


**図4-2　義歯の使用・不使用と寿命との関係**　＊Appollonio, I., Carabellese, C., Frattola, A., Trabucchi, M. Influence of dental status on dietary intake and survival in community-dwelling elderly subjects. *Age Ageing*. 26, 445-455（1997）より（日本語は著者による）

なっている状況を表しています。一番上の線は、上顎10歯、下顎8歯以上の歯が残っており、残存歯で十分な機能が営める人で、真ん中の線は、残存歯では十分な機能が営めないが、義歯を使用している人です。また、下の線は、歯は少ないにもかかわらず、義歯を入れていなかった人を表しています。

このうち、歯がある人と、歯はないが義歯を入れている人の2つの線と、歯がなく義歯も入れていない人の線との間には有意な差があったと報告されています。もちろん、歯の有無、義歯の有無だけが生存に有意な差を及ぼしたわけではないと思いますが、歯や義歯の有無は、そうなってしまった要因も含めて、生存に影響を与えたと見ることができるでしょう。

また、これとは別に、宮古島に住む40歳以上の住民5000人超を15年間にわたって追跡調査したという研究もあります[*3]。これは、機能歯数と生存期間の関係を調べたものです。機能歯数というのは「義歯やブリッジが入っていれば歯がある」とカウントしたものをいいます。なお、ブリッジということばも歯科治療の現場でよく登場するので説明しますと、義歯の一つで、取り外しできない固定式のものです。単純な例としては、欠損の両隣の歯のかぶせ物に、欠損部分の義歯を接着し、かぶせ物部分は両隣の歯に固定すると、取り外しをしない義歯ができます。

さて、宮古島の研究に話を戻すと、追跡の開始が60歳代、70歳代では有意な差が見られないものの、80歳以上では、男女とも機能歯数が10本以上の住民において、機能歯数が10本未満の人と比べて有意な生存期間の延長が見られたことがわかりました。つまり、歯や義歯の有無が生存期間に与える影響は、高齢になるほど大きいということが示されたことになります。

では、なぜこのような結果になるのでしょうか。「食べられなくなるから死ぬ」と短絡的には考えず、この疑問を頭の片隅に置きながら読み進めていってください。

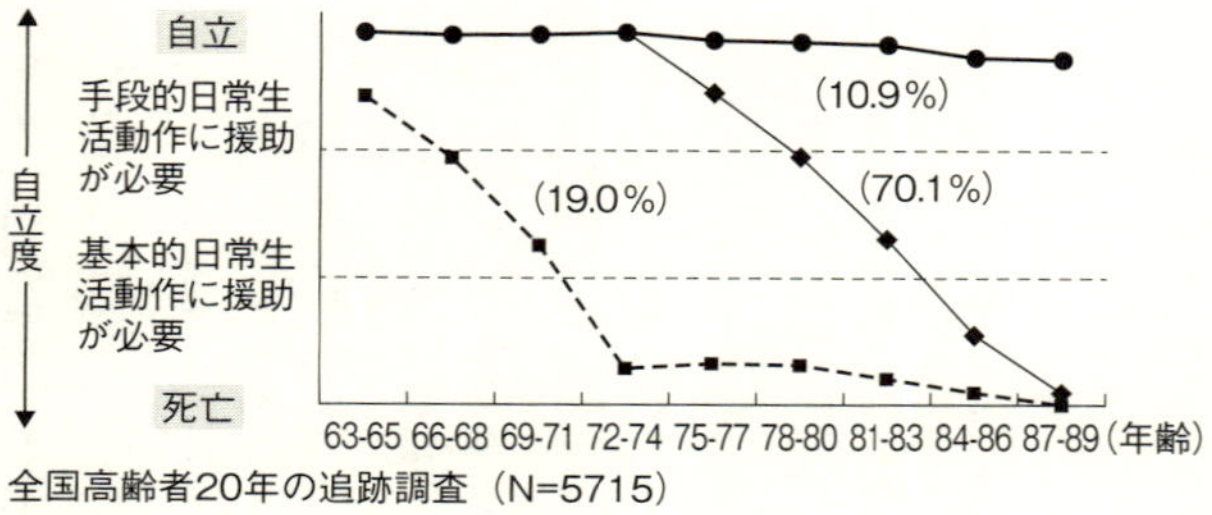


**図 4-3　自立度の年齢変化のパターン（男性の場合）**
手段的日常生活動作とは料理や掃除、バスや電車を利用したり電話を使って話すなど高次な日常動作のことを、基本的日常生活動作とは、移動、食事、着替え、排泄など基本的な生活動作のことを指す　＊秋山弘子．長寿時代の科学と社会の構想．科学．80 巻 1 号，59-64（2010）より一部改変

## データで見る「年齢と自立度」

東京大学高齢社会総合研究機構の秋山弘子客員教授（同大名誉教授）によると、10・9％の人は80歳、90歳まで介護は不要で元気な状態を保っています（図4−3※男性の場合）。しかし、19・0％の人は60代で脳卒中などの何らかの大きい病気を患って要介護状態になり、自立度が下がってそのまま寿命を迎えます。残りの約70％の人は、70歳を超えたあたりから徐々に自立度が低下して要介護状態に突入します。

この要介護状態の期間を短くするためには、脳卒中の発症など、自立度を低下させる出来事の発生をできるだけ遅らせること、そして、自立度が下がり始める前の体の状態をできるだけ良好な状態にしておくことが重要です。飛行機にたとえるならば、できるだけ高いところを飛ぶようにし、たとえ高度が下がってきたとしても、地面に激突する前に寿命を迎える、としたいのです。

「自立度を低下させる出来事の発生をできるだけ遅らせる」というのは「メタボ予防」であり、「できるだけ高いところを飛ぶ」というのは「介護予防」あるいは「フレイル予防」になります。介護予防のための複合プログラムは、口腔機能を向上させ、適切な栄養摂取と運動器の機能向上により高齢者の生活機能を保持するためのものです。

## 4-4 「フレイル」と「オーラルフレイル」

### 要介護状態になるのを食い止める

２０１４年3月に国立長寿医療研究センターの研究班は、「年を取るにしたがってたどる要介護状態までのルートに、口に生じるフレイル『**オーラルフレイル**』の段階がある」という仮説概念図を発表しました。図４‐４は、心身の機能と口の機能を対比させて、前フレイル期から要介護へと進行する過程を表しています。後ほど詳しく紹介しましょう。

そもそも**フレイル**とは、加齢に伴って生理的予備機能が低下し、ストレスに対する脆弱性が亢

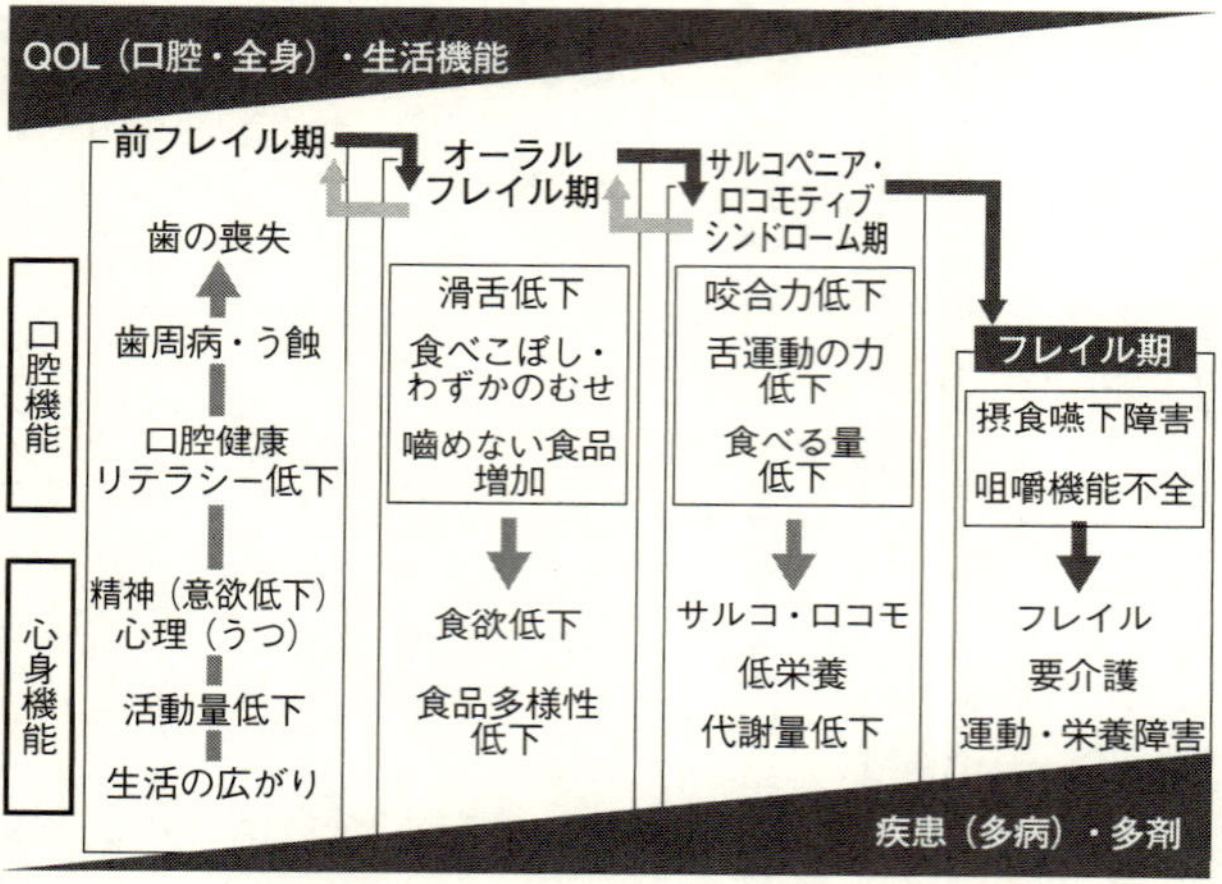


**図 4-4　オーラルフレイルや要介護の段階**　＊平成 26 年度厚生労働省老人保健健康増進等事業．食（栄養）および口腔機能に着目した加齢症候群の概念の確立と介護予防（虚弱化予防）から要介護状態に至る口腔機能支援等の包括的対策の構築および検証を目的とした調査研究 事業実施報告書より一部改変

進して、要介護状態、死亡などの転帰に陥りやすい状態をいいます。この「生理的予備機能」とは、病気などの侵害が加わったときに、体が立ち直ろうとするための予備的な体力、能力を指します。若く元気なときはインフルエンザなどの消耗性の疾患になっても、数日で回復するのですが、虚弱な高齢者ではその予備機能が少なくなって死に至ることもあります。また、このフレイルという概念は、身体機能だけでなく、認知機能や栄養状態、精神状態、社会的問題なども含む概念です。

　さらに、フレイルは要介護状態に向かって階段を下りるような変化で

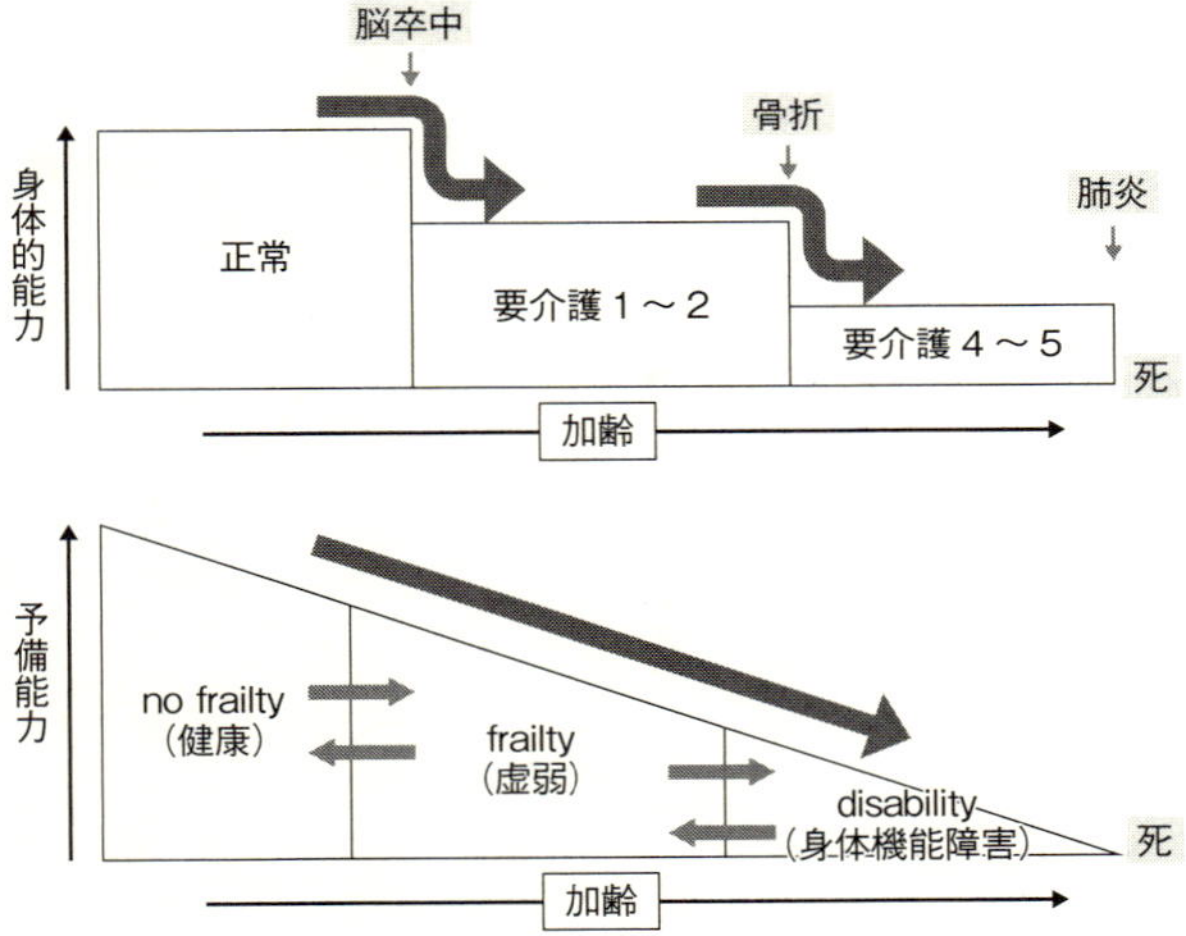


**図 4-5　病気やフレイルによる、死に至るプロセス**
上図が障害を引き起こす疾病の蓄積で要介護状態に至るモデル。下図がフレイルによるモデルを指す　＊葛谷雅文，フレイルティとは．臨床栄養，119 巻 7 号，755-759　（2011）より一部改変

はなく、だらだらと落ちていくスロープ状の変化であることも特徴です。加えて、この過程は可逆的であることも重要な点となります（図４－５）。つまり、フレイルの状態であれば、適切な対応をすることで、要介護状態に進むのを食い止めて、再び健康な状態に戻る可能性があるのです。

ここで、「フレイル」ということばを使うことになった背景を説明しておきます。もともと老年医学の分野では英語の「frailty（フレイルティ）」ということばを使っていますが、これを日本語に直訳すると「虚弱」や「老衰」などとなります。しかし、それでは不可逆な衰えというイメージを与えかねません。そこで、しかるべき介入によって再び健常な状態に戻ることを強調するために、日本老年医学会が2014年に「フレイル」という用語を提唱しました。日本語の表現が持つ元々の意味合いを感じさせないために、あえて英語を持ち込んだというわけです。

日本では2006年より介護予防事業が開始されていますが、その中で「運動機能向上」、「口腔機能向上」、および「栄養改善」を目的とした3つのプログラムが実施されています。これは、まさにフレイルを予防する手段であり、おいしく、楽しく、安全に食事を摂取し、栄養を確保することにより、いきいきと暮らせるよう支援することにほかなりません。

## スロープ状の変遷の中身

フレイルの進行はスロープ状だと説明しましたが、具体的な変化としては、次のようなことが考えられます。

私たちの多くは年を重ね、定年を迎えるなどの事情によって、立場や生活環境が変わります。中には、その新しい環境に適応できない方もいて、活動量が低下してしまうと、意欲低下やうつ状態に陥りやすくなります。そうすると、口腔の健康への関心度が低下し、歯磨きや歯科医院でのメンテナンスに対する意欲が低下してしまいます。そして、歯にプラークが付着したままの状態が長く続き、それがう蝕や歯周病の原因となり、歯が失われてしまいます（前述したように、持病がある場合、簡単に歯を抜くことができないという新たな問題に直面する可能性もあります）。

すると、次の段階である**「オーラルフレイル期」**に進みます（図４－４参照）。歯がなくなると良好な義歯を入れない限り嚙めない食品が増加します。また、社会性の低下によって人と会話をしなくなると、唇や舌の活性が落ちて滑舌の低下や食べこぼし、わずかなむせが多くなってきます。この状態がオーラルフレイルと呼ばれるものです。ここで「呼ばれるもの」と表現したのには理由があります。実は、オーラルフレイルについては、その後もさまざまな研究を経て、「定義」されたのは２０２４年なのです。そのことは後ほど触れましょう。

さて、私事になりますが、88歳の母が田舎に一人で住んでいます。もともと比較的アクティブな人で近所の人の世話を焼いたりしているのですが、コロナ禍によってそれも思うようにできなくなり、ときどき電話をすると「今日は誰とも話さなかった」と言うことが多くなりました。そのときの喋り方が不安定に聞こえることもあり心配していました。もし母のこの状態が進んでしまうと、食欲の低下や食品多様性の低下により、食べやすいものだけを食べることになり、炭水化物の摂取量が増えて、野菜やタンパク質の摂取量が減る状態を招きます。こうなると、オーラルフレイルといえるでしょう。

そして、このままオーラルフレイルが進行すると、噛む力の低下や舌の筋力の低下、さらには食べる量が減少し、それに伴って低栄養や運動量の低下、代謝の低下、サルコペニア（主に加齢により、筋肉量の減少や筋力の低下が起きること）やロコモティブシンドローム（足腰が衰えて、立つ・歩くといった移動能力が低下した状態）になってしまいます。最終的に、図4－4の一番右の段の「フレイル期」に突入し、摂食嚥下障害や咀嚼機能不全となり、運動・栄養障害からフレイル、要介護状態へと至ってしまう恐れがあるのです。

このように、高齢になるとさまざまな機能が低下していく可能性がありますが、そのきっかけとなり得るのが、一見関係がなさそうに見える「社会性の維持」であり、心身の健康において大変重要だということがわかります。特に、70代後半になって徐々に自立度が下がっていくというのは、多くの場合、フレイルを示していると考えられるので注意してください。

## フレイルを進行させない

さまざまな機能を低下させないためには、できるだけ上流でこの流れを食い止める必要があります。

われわれ歯科医療の関係者としてできることは、前フレイル期からオーラルフレイル期にならないようにすること、つまり、適切な口腔健康管理を行い、う蝕や歯周病にならないようにすることが挙げられます。そして、残念ながら歯を抜かなければならないとなったときには、抜いた後に嚙める義歯を入れる、ということになります。つまり、どこかで必ず歯科医療の介入が必要になるのです。

では、そもそも「適切な口腔健康管理」とは何でしょうか。

口腔健康管理は、「口腔衛生管理」と「口腔機能管理」の2つで構成されます。

1つめの口腔衛生管理とは、口腔内の細菌により生成される歯垢や歯石、舌苔《ぜったい》（舌の表面に付着する白い苔状のもの）を除去して、口腔内の細菌数を減少させる、ということです。これにより、う蝕や歯周病の発生を抑え、細菌を含んだ唾液の不顕性誤嚥による誤嚥性肺炎を予防することができます。

2つめの口腔機能管理とは、う蝕・歯周病による歯の欠損が原因で、物体を嚙みしめる顎の力＝咬合力が低下したり、加齢によって咬合力・舌圧・唇や舌の運動の巧緻性が低下したりすることを予防することです。具体的には、義歯装着、歯周病の治療を含む歯科治療や、舌・唇・顎の運動によって予防します。舌・唇・顎の運動については、日常での会話や咀嚼が極めて重要となりますが、舌や唇を動かすエクササイズのような方法を活用して機能を維持するという方法もあります。

したがって、オーラルフレイル期に突入しない、また一度なったとしても、その状態を脱して健康な状態に戻すためには、口腔リテラシーを高めて口腔清掃を励行し、う蝕や歯周病の発生を抑えて歯の欠損を防止するとともに、欠損が生じた場合には適切な義歯を装着することが大切です。また、良好になった口腔で友達とのお喋りなどをして、かたい物でもどんどん食べ、栄養バランスを確保することが重要です。これらは、歯科医師から見るとごく当たり前のことですが、より多くの人に知ってもらうために「オーラルフレイル」を意識することは有効と考えられ、ヘルスプロモーションにおいて重要なことばであると認識されています。

オーラルフレイルということばの周知や予防啓発のために、日本歯科医師会は2015年3月13〜15日、「健康寿命延伸のための歯科医療・口腔保健　世界会議2015」を開催しました。ここでは、東京大学高齢社会総合研究機構が中心となり、千葉県柏市で実施されている「柏スタディ」からのインパクトの高い研究も報告されました。

「柏スタディ」とは、東京大学高齢社会総合研究機構が柏市と協働で行っている、地域在住の高齢者のフレイル予防を目的にした大規模調査研究のことです。このプロジェクトでは、高齢者の健康状態、身体の構造と運動機能、社会参加、心理および認知機能などのデータを経年的に取得し解析しています。

このスタディから発信された東京大学高齢社会総合研究機構の田中友規先生らの研究によると[*4]、オーラルフレイルを表す6項目（後述）の指標のうち3項目を満たす人は、2項目以下の人に比べて生存曲線に有意な差があるとしており、4年経過後にはフレイルや要介護に陥るリスク、死亡するリスクが2倍以上高いという報告がなされました。

ここでいう6項目とは、①残存歯が20本未満、②咀嚼能力の低下（色変わりチューインガムでの評価）、③滑舌低下（舌や唇の運動の巧緻性を調べるオーラルディアドコキネシスという方法で、「タ」の発音の回数をカウントする）、④舌圧の低下、⑤かたいものが食べにくくなったか、⑥お茶や汁物でむせるか、です。

この6項目のうち3項目が合致した場合、4年後の要介護や死亡のリスクが2倍以上だったというのは、大変衝撃的です。もちろん、この研究だけでなく、「オーラルフレイルを防ぐために介入した結果、リスクが減少した」という研究がなければ、オーラルフレイルを防ぐことの重要性が完全に証明されたわけではないことも付け加えておきます。

このように、「口腔機能の回復維持が、要介護を遅らせて健康寿命の延伸に貢献する」という可能性が広く知られつつあります。

## 4-5 「口腔機能低下症」という新しい病名

### 「口腔機能低下症」の役割

前述したように、オーラルフレイルの仮説概念図は2014年に発表されました。ここからは一見似ていて混同してしまいやすい別のことばについて紹介しましょう。それは**「口腔機能低下症」**という病名です。2016年に日本老年歯科医学会が提唱し、2018年に保険収載された歯科疾患です。

医師や歯科医師は、患者に何らかの症状があった場合、適切な検査をして「病名」をつけ、その病気に合った処置を行います。これが、医療・歯科医療の介入にあたります。医師や歯科医師は、患者に対して侵襲的な処置（穿刺や切開といった体に影響が出る可能性のある処置）を行うことを法律で認められてはいますが、「病名」がないとそのような処置は許されていません。そのため、高齢者の口腔機能の低下を防ぎ、彼らの歯を守るためには、「ここからは病気」という基準値を決定して対応にあたる必要があり、そのために、この病名が新たにつけられたのです。病名を付与することの議論が始まったのは、後述するように2013年頃です。「オーラルフレイル」ということばの登場と同時並行的に議論が行われ、両者が時に交わりながら、歯を守る啓発の役割を担ってきたのです。そのプロセスをひも解いてみましょう。

## 「新しい病名をつける」という挑戦

先ほど登場した日本老年歯科医学会は、高齢者への歯科医療に関する研究者などでつくる団体です（2020年6月から2024年6月まで私が理事長を務めさせていただきました）。日本老年歯科医学会ではかねてより、歯の欠損や義歯の問題がなくても、口腔機能が衰えてうまくものが食べられない人に着目していました。しかし、そのような状態に対する病名はこれまでなく、歯科医療の介入ができなかったのです。

そこで、学会では2013年にワークショップを開催して病名案の検討を行うことになりました。具体的には、2013年10月26日、27日に「高齢者の口腔機能低下を病名にできるか」というテーマで開催されました。ここでは、う蝕や歯周病、歯の欠損といった既存の病名をつけることが適切でない患者に対し、的確な（その時点で必要な）歯科的介入を実施するために病名を提案しようという議論がなされました。

提案にあたっては、まず学会の理事や評議員の中から3グループをつくり、各グループが病名を付与するために必要な事項や解決すべき問題点、エビデンス構築のための方略、診査法、診断基準、治療法、再評価法についてさまざまな角度から議論しました。

議論の中で病名の候補として挙がったのは、機能性咀嚼障害、口腔機能不全症、Oral Frailty Syndrome（ＯＦＳ、口腔機能低下症候群）、口腔不潔症、要介護性口腔症候群です。皆さんはこれらの病名を聞いてどのような印象を持ったでしょうか。病名というのはとても大切で、わかりやすく、ひと言でその病気の本質を表さなければならず、余分なイメージや間違ったイメージを持たせないようにしなければなりません。結局このときは、高齢期の口腔機能低下、というところまでしか、共通認識が得られなかったと思います。

そして、さらなる議論の末、評価項目として舌機能（舌圧）、咀嚼機能、咬合力、口唇機能、口腔乾燥、口腔内細菌数がピックアップされました。

しかし、各項目に関する研究報告は多くあるものの、それらの研究対象や診査法が統一されてはいなかったため、その時点で具体的な診断基準の設定をするのは困難でした。さらに、病名を付与する対象の高齢者は幅広く、健常に近い人から要支援、要介護の人にまでわたっている可能性があり、病態もさまざまであるため、「この基準以下が病気」という口腔機能の低下の定義を決定するには至らなかったのです。もちろん、定義に関しての具体的な数値を決定するには膨大な臨床研究が必要なので、そのときに決定しなかったのは当然といえば当然です。

そうはいっても、このまま何もしなければ、何も生まれません。必要なエビデンス構築のための統一的な臨床研究を推進するにはどうすればいいのか、口腔機能の低下の定義とそれに関する共通理解、見解の統一、および初期値としてコンセンサスの得られた具体的な診断基準が必要であると強く印象づけられたのです。さらに、その翌年の学会の第25回学術大会（研究団体では年に一度、全国規模で研究内容を共有したりする大会を行います）におけるシンポジウム、その後に組織された委員会でも、この議論は継続していました。

## 混同されやすいオーラルフレイルとの関係

そして２年が経過した２０１５年12月から、学会の学術委員会というところでポジションペーパー作成の作業が開始されました。ポジションペーパーとは学会見解論文ともいい、ある論点に対して学会としての意見を述べた文書です。

それまで蓄積された文献から、評価の項目を口腔内の細菌数（口腔内の清潔度）、口腔の乾燥の程度、咬合力、舌や口唇の運動機能（発音や食べこぼしの指標となるもの）、舌が発揮できる圧力（嚥下の能力に関係）などとしました。

また、診断の基準値に関しては２０１３年の議論開始以降、既存の研究をベースに検討を続けていたので決まりそうではあったのですが、問題になったのは、この病名のレベルです。というのも、繰り返しになりますが、状況としては衰弱がかなり進行した寝たきりの高齢者に適応するべきか、比較的元気な人がその状態を保っていけるようにするためか、ということによって基準が違ってくるからです。また、あまりにも罹患率が低いと、国民への口腔機能の重要性の啓発につながらないため、罹患率も考慮しなければなりません。

この議論で参考になったのが、2014年に発表された「オーラルフレイル」だったのです。本節の冒頭で触れたように、「オーラルフレイル」と「口腔機能低下症」は混同されやすいことばです（実際のところ、現在も混同されていると思います）。そこで、歯科医療は「口腔機能低下症」を担当し、当時すでに広がりつつあった「オーラルフレイル」とともに、あるいは対比させながら、疾患概念と診断基準の確定を推し進めるといいのではないかという考えにいたりました。そうすれば、双方の知名度を高められ、歯科医療の適切な介入により患者がフレイルに降下するのをひき戻し、国民の健康長寿に資することになる、と考えたのです。

では、より具体的に両者を含めた全体の状況を整理してみましょう。日本老年歯科医学会学術委員会は2016年に病名を「口腔機能低下症」と表現し、その診断基準を示したポジションペーパーを発表しました*5。その中で示したのが、図4-6のような仮説概念図です。図4-4の口腔機能に関わる部分をより詳細に表記したものと考えてもらうとよいかもしれません。この図の上流から2番目の箱を「オーラルフレイル」、3番目の箱を「口腔機能低下症」、4番目の箱を、さらに症状が悪化した「口腔機能障害」としました。よくみてみるとわかるように、オーラ

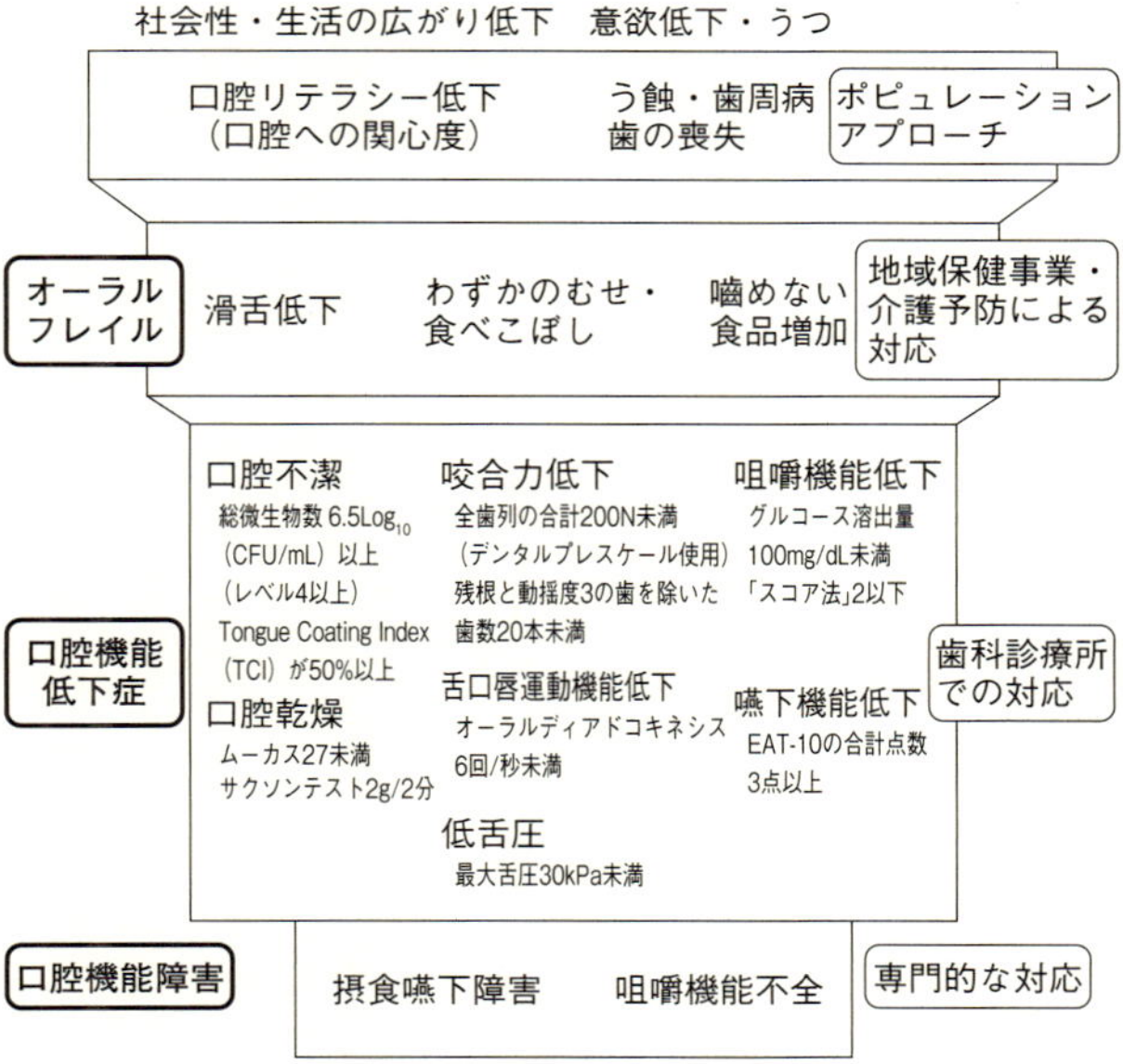


**図 4-6　口腔機能低下のプロセス**　＊一般社団法人 日本老年歯科医学会 学術委員会, 高齢期における口腔機能低下─学会見解論文　2016 年度版─. 老年歯学. 31 巻２号, 81-99（2016）をもとに作成

ルフレイルの概念図には、基準の数値が書かれていません。まさに概念としての表現です。

その一方で、口腔機能低下症の箱には7項目の診断基準が数値として書かれています。つまり口腔機能低下症は、歯科医師が診断するための基準が設定された病名なのです。ただ、注意が必要なのは、すべてがオーラルフレイルから順を追って進行していくというわけでなく、ケースによっては、いきなり、「口腔機能低下症」や「口腔機能障害」になってしまう場合もあると考えられます。

この中で、一番上の箱の状況にはマスコミなどを利用したポピュレーションアプローチで対応し、2番目の箱「オーラルフレイル」は地域保健事業や介護予防事業による対応、3番目の箱の「口腔機能低下症」は一般の歯科診療所での対応、4番目の箱の「口腔機能障害」はスキルを有する専門職・専門医による対応という目安を考えました。

ここで重要なのは、オーラルフレイル同様、「口腔機能低下症」の状態も、介入や訓練によって上の段階に戻ることができるということです。「口腔機能低下症」の患者に歯科医療関係者が適切に介入することによって、その先の口腔機能障害へは進行させず、フレイルを排除し、要介護状態になるのを防ぐことが期待されます。

## 4-6 口腔機能チェックでわかること

この「口腔機能低下症」に関するポジションペーパーは前述のように２０１６年に発表され、その後、２０１８年４月の診療報酬改定時に保険収載されました。

では、ポジションペーパーで提示する「口腔機能低下症」のカットオフ値（病態識別値）を具体的に見ていきましょう。この基準は現在、保険診療でも使われているものです。これらの値は、「オーラルフレイル」と「口腔機能低下症」との境目を判別するものともなります。その値を設定する項目は、前述のワークショップの議論を受け、さらには適用できる検査法の有無やその難度も考慮して、次の７つとなっています。

**①口腔衛生状態不良（口腔不潔）**
**②口腔乾燥**
**③咬合力低下**
**④舌口唇運動機能低下**
**⑤低舌圧**

**⑥咀嚼機能低下**
**⑦嚥下機能低下**

この7つが、それぞれ口腔機能の「何」を表しているのか、見ていきましょう。まず、口腔衛生状態、つまり口腔にいる細菌の数などと、口腔の乾燥の程度は、口腔が機能する環境が整っているかを表しています。また、口腔の二大機能は咀嚼することと、飲みこむことですので咀嚼機能と嚥下機能を測ることは重要です。さらに口腔の機能を構成する要素として、咬合力、舌や口唇の運動機能、舌圧を含めました。

口腔乾燥などは口腔機能の低下によって現れるものではなく、多剤服用や糖尿病、膠原病などによる唾液腺の機能低下によって発生することが多いので、オーラルフレイルの進行形としての「口腔機能低下症」の評価項目としては不適であるという意見もあります。しかし、パフォーマンスは身体能力とそれが発揮される環境によって評価されるという考えのもと、この7つとしています。そして、この7つのうち3つ以上当てはまれば口腔機能低下症と診断することにしたのです。

これらの項目は非常に重要なので、基準値などとともに次に詳しく解説します。よく読んでいただければ、その向こう側に、口腔機能の全貌が見えてくるはずです。

## ①口腔衛生状態不良（口腔不潔）――口の中の汚れをいかに評価するか

口腔衛生状態不良とは、高齢者の口腔内で微生物が異常に増加した状態を意味しています。これは、歯の表面に付着した歯垢であるデンタルプラークや、義歯の表面に付着したプラークであるデンチャープラークの増加を意味し、う蝕や歯周病の原因となります。これらは、唾液中の細菌の増加につながり、誤嚥性肺炎や術後肺炎などを引き起こす恐れがあります。そのため、口腔内の細菌数を把握することで、衛生状態を確認しようと考えました。

ちなみに、この状態は歯や義歯を丁寧に磨かなくなってしまうことによって起こりますが、その理由としては、前に触れたように口腔衛生活動に対するモチベーションが低下すること、すなわち、高齢期の社会活動や精神的な活力の低下から、口腔リテラシーが低下することによって生じると考えられます。衛生状態というと口の中の環境の話ですから、口腔の機能そのものとは関係が薄いように思うかもしれませんが、全身の病気につながって要介護状態になるのを防ぐ意味で重要な項目です。

この項目の指標としては口腔内の細菌の総数を計測すればいいのですが、そうはいっても簡単ではありません。たとえば、歯や義歯にはプラークという形で細菌のコロニーが付きますが、頰や口蓋には付かずにすぐにはがれてしまいます。口腔内の各部位で細菌数が違う中で、どのようにして代表値としての値を引っ張り出せばよいか、相当な議論が行われました。

当時、すでに細菌のコロニー数を計測する細菌カウンターという装置が発売されており、最終的にそれを使って舌の上の細菌数を計測することに決めました。ただ、この装置は、2016年の時点では医療機器として認められておらず、また、かなり高価なものでもありました（現在は医療機器として認められ、保険診療でも使用できます。価格も下がりました）。これでは市井の歯科医院では導入できないところもあるということで、舌の表面に付いた舌苔をスコア化し、口腔の清掃度を評価する方法があわせて採用されたのです。

なお、こうした計測は条件を揃えて適切なプロセスで進める必要があり、作業は非常に緻密といえます。以降、⑦までのそれぞれの指標の計測方法の詳細は成書に譲りますが、その緻密さをわかっていただくために、この項目のみ詳細に記しておきましょう。

**細菌カウンターで計測する方法**

まず、舌表面の湿潤の程度を一定にするため、舌背《ぜっぱい》（舌の上表面）に蒸留水を霧吹きで2回噴霧し、蒸留水にひたした後の滅菌綿棒を用いて、舌背中央部の1センチメートルの幅を20グラムの力で3往復こすって検体とします。その後、パナソニック社製の細菌カウンターで、検体の総微生物数を計測します。これまでの研究報告から、判定基準としては、細菌カウンターの出力で総微生物数が６・５$Log_{10}$（CFU/mL）以上（レベル４以上）であれば、口腔衛生状態不良と判定します。

**舌の表面を９つに区分してスコアを評価**

もう一つの方法は、視診により舌苔の付着の程度を計測する方法です。舌苔は舌の表面に付着した白い苔状のものです。計測には、東京歯科大学の清水崇雪先生らのTongue Coating Index（TCI）法という指標を用います。これは舌表面を９つに区分し、それぞれのエリアに対して舌苔の付着の程度を３段階（スコア０、１または２）で評価してスコア化するというものです。細菌数そのものを数えるわけではなく、「舌苔の付着」の程度を見て間接的に評価しようというわけです。判定基準としては、スコアの最大値18に対して、被験者の合計スコアの百分率が50％以上だったら、口腔衛生状態不良とみなします。

ここで少し付け加えておきましょう。実は、高齢者の口腔内にある細菌数を評価する意義は必ずしも明確ではありません。口腔内の微生物数の計測方法や衛生状態の評価法は種々ありますが、「ここまで減らせれば、このような病気が防げる」という閾値を示した研究はまだあまり見当たらないからです。しかしながら、繰り返すように、誤嚥性肺炎の予防、術後肺炎の予防、術後感染の予防、口腔内感染症の予防などの観点から重要であると考えられます。

また、口腔内の微生物数を減少させたいとなると、計測するだけでなく、その原因の評価も必要で、たとえば、舌苔、デンタルプラーク、デンチャープラークや口腔乾燥の程度、唾液量などが挙げられます。これらをすべて評価できればいいのですが、そんな方法はなく、計測に対する患者の負担や、評価の人的・時間的・経済的な負担などを考慮すると、シンプルで簡便な方法が必要になるわけです。

その点で、舌背上の細菌数をカウンターで計測する方法は、1分程度で計測できます。こする圧の違いにより採取される微生物数が変化しますが、圧を一定にするための装置も付属しており、術者間のばらつきを軽減させる工夫もされています。臨床現場での使い勝手がよい方法なわけです。

一方、舌苔に注目した方法は、細菌カウンターを所有しない施設や居宅でも、視診で舌苔の付着量の評価が簡易的に行えると考えられました。

## ②口腔乾燥——口のパサパサは何のサイン？

緊張すると口の中がパサパサになることがありますよね。これは交感神経が活発化して唾液の分泌量が減るために生じる現象ですが、口の乾燥は体のシグナルの一つといえるかもしれません。歯科の分野でも口腔の乾燥は非常に重要な指標で、口腔内の異常な乾燥状態、あるいは、乾燥感を伴った自覚症状は、主に唾液由来の水分が不足することから起きるもので、このサインを放置していると、生体の恒常性に寄与する機能が欠落し、口内炎や舌痛症《ぜっつうしょう》など、さまざまな障害が引き起こされる懸念があります。

この主な原因は唾液腺の活動低下ですが、薬の副作用やポリファーマシー（複数の薬を服用することにより有害事象が起きる、または起きやすくなる状態のこと）が原因の場合もあります。また、単純に水分摂取量の減少によっても発生します。

主な検査方法として、舌の先（舌尖《ぜっせん》）から約10ミリメートルの舌背中央部の粘膜の湿潤度を口腔水分計の「ムーカス」という装置で測定する方法があります。その測定値が27・0未満であれば、口腔機能低下としています。

口腔乾燥は、包括的な口腔機能の低下の前駆症状として発現すると解釈されており、オーラルフレイルの徴候として軽視できないものです。ＷＨＯ（世界保健機関）が公表している「疾病及び関連保健問題の国際統計分類（ＩＣＤ10）」でいうと、脱水（E86）、シェーグレン症候群（M35.0）、唾液の分泌障害（K11.7）、これらを原因としない口腔乾燥（R68.2　口内乾燥、詳細不明）とあり、口腔乾燥は国際的な統計にも表記されているものなのです。

## ③咬合力低下

咬合力とは、物を噛みしめるときの力のことで、咬合力低下は、天然歯あるいは義歯による咬合力が低下した状態をいいます。これは咀嚼能力と相関が高く、残存歯数や咬合支持（カチッとかみ合っている上下の歯のペアを咬合支持といいます）と関連が強いのですが、筋力低下の影響も受けるため、サルコペニアなどの影響を受ける可能性もあります。ただ、咬合力の源である咀嚼筋は、加齢による影響を受けにくいともいわれています。

咬合力の検査方法としては、薄い感圧フィルム（製品名：デンタルプレスケール、ジーシー社）とスキャナー（製品名：オクルーザー、ジーシー社）を用いて、3秒間の噛みしめ時の歯列全体の咬合力を計測します。義歯装着者は、義歯を装着した状態で計測します。また、咬合力の計測ではありませんが、デンタルプレスケールを所持しない場合の代替検査方法として、残存歯数を採用しています。

評価基準としては、次のいずれかの状態である場合、咬合力低下とします。

（1）咬合力が全歯列で200N未満。ちなみに約9・8Nが1キログラム重です。
（2）咬合力に代わるものとして、残存歯数が、残根と動揺の大きい歯を除いて20本未満。

咬合力を検査項目として採用した背景として、この力が低いと、野菜や果物、抗酸化ビタミンや食物繊維の摂取量が少なくなるという報告があるからです。歯の数も栄養摂取と関係がありますが、歯の数よりも咬合力のほうが、関係がより強いとされています。

また、咬合力が低い（２００N未満）と、低体重もしくは肥満の人が多いという報告もあります。さらに、この力は、運動機能や転倒と関連するという報告もあります。

一方、代替法とした残存歯数ですが、これは、歯が少ないと咬合力や咀嚼能力が低くなるという報告が多くあるためです。残存歯が20歯以上の人は、無歯顎の人よりフレイルに陥りにくいという報告もあります。

以上をまとめると、おおむね20歯以上、咬合力は２００N以上であれば、口腔機能が維持される場合が多く、口腔機能低下症の評価を行う上で検査の正確性が高いといえます。

## ④舌口唇運動機能低下——「パ」「タ」「カ」の発音が意味するもの

突然ですが、皆さんは「パ」「タ」「カ」という単音節を5秒間で何回くらい言えるでしょうか。実はこれは、舌や口唇の運動機能を調べる「オーラルディアドコキネシス」という検査なのです。

実際に挑戦していただいたところで、その指標を説明する前に、まずは舌や口唇の機能とその低下から生じる体への影響について、説明しておきましょう。

舌と口唇は、下顎、頬、軟口蓋、咽喉頭と協調して運動し、咀嚼、嚥下、発音、呼吸といった生命と生活の質を保つ口腔機能の重要な役割を担っています。ただ、全身の疾患や加齢による変化によって、脳・神経の機能低下や口腔周囲筋の機能低下が生じると、舌や口唇の運動機能を示す速度や巧緻性が低下し、摂食行動、栄養、生活機能、発語機能およびQOLなどに影響が出ることがあります。このような影響を及ぼす可能性のある状態が「舌口唇運動機能低下」なのです。

では、さきほどの「パ」「タ」「カ」の話に戻りましょう。舌と口唇の運動は外部から観察しやすく、特に運動の速度や巧緻性といった運動機能は、定量的評価が容易であり、口腔機能とも関連があるとされています。3つの音のうち、一般に、「パ」は口唇運動の機能、「タ」は舌前方の運動機能、「カ」は舌後方の運動機能を評価するものです。「パ」「タ」「カ」のいずれかの1秒当たりの回数が6回未満であれば、舌口唇運動機能低下と判定します。

それでは、この「6回未満」という数字はどこから出てきたのでしょうか。いくつかの研究があるのですが、本書では代表的なものを紹介しましょう。

渡邊裕先生（北海道大学）らが行った、4720名の高齢者を対象とした調査では*6、健康群766名のオーラルディアドコキネシスの値は、年齢層を考慮しない場合、女性で「パ」が6.3

±0.9回、「タ」が6.2±0.9回、「カ」が5.9±0.8回であり、男性で「パ」が6.2±0.9回、「タ」が6.1±0.9回、「カ」が5.6±1.0回でした。また、フレイル群535名では、年齢層を考慮しない場合、女性で「パ」が5.6±1.0回、「タ」が5.6±1.0回、「カ」が5.2±1.1回であり、男性で「パ」が5.6±1.0回、「タ」が5.5±1.0回、「カ」が5.0±1.0回でした。

このように、健常者と比べるとフレイル群では、オーラルディアドコキネシスの値は有意に減少したことが報告されています。

そこで、渡邊先生らの報告におけるフレイル群の値を踏まえ、オーラルディアドコキネシスの値が「パ」「タ」「カ」いずれかの音節で６・０未満の場合に、舌口唇の運動機能低下が生じていると定義しました。ただこの値は、義歯などの口腔内の状態、年齢や基礎疾患、精神状態・生活環境などの個人差、栄養状態、口腔機能訓練の有無、口腔健康教育経験の有無などによっても変化することを念頭に置いておく必要があります。

## ⑤低舌圧――舌の力の強さはどれくらい？

低舌圧ということばを日常で使うことは少ないかもしれません。そもそも舌圧とは、舌が口蓋に接触する力のことを指します。そして舌圧が低いとは、舌を動かす筋群の慢性的な機能低下により、舌と口蓋や食物との間に発生する圧力が低下した状態です。このために健常な咀嚼、食塊形成、および嚥下に問題が生じ、必要栄養量に見合うだけの食物摂取ができない状態になってしまう可能性があります。

舌圧を検査するには、舌圧測定器を用いて最大舌圧を計測します（図4-7）。これは、口腔内に写真のバルーンを入れ、最大の力を使って舌と口蓋でバルーンを数秒間押し潰し続けて発生させたときの圧力です。

正式な代替検査方法ではありませんが、舌圧トレーニング用具「ペコぱんだ」（図4-8）を用いることもできます。これは、先端にパンダのような形をしたトレーニング部があり、そこを口蓋と舌で押し潰し、力を緩めると元の形にもどる仕組みになっていることから、舌まわりの筋力を鍛えます。鍛える強度が6段階に規定されていますが、かため（30kPa）の用具を用いてみて、もし押し潰すことができなければ、低舌圧と考えられます。

低舌圧の原因には、加齢、脳血管障害やパーキンソン病、レビー小体型認知症などの神経筋疾患、外傷や手術の後遺症といった直接的な原因に加え、舌を使わないことによる舌の筋力の低下や低栄養など、相互作用的な原因も考えられます。また、低舌圧は、適切な運動療法や舌接触補助床を装着し、舌が口蓋に触れやすいようにするなどにより回復が見込まれますが、神経変性疾患を原因とする場合など、回復が困難な場合もあるので、早期発見と早期対応が重要です。

なお、舌圧測定器による簡便な検査が可能になったことで、要介護高齢者における低舌圧とむ

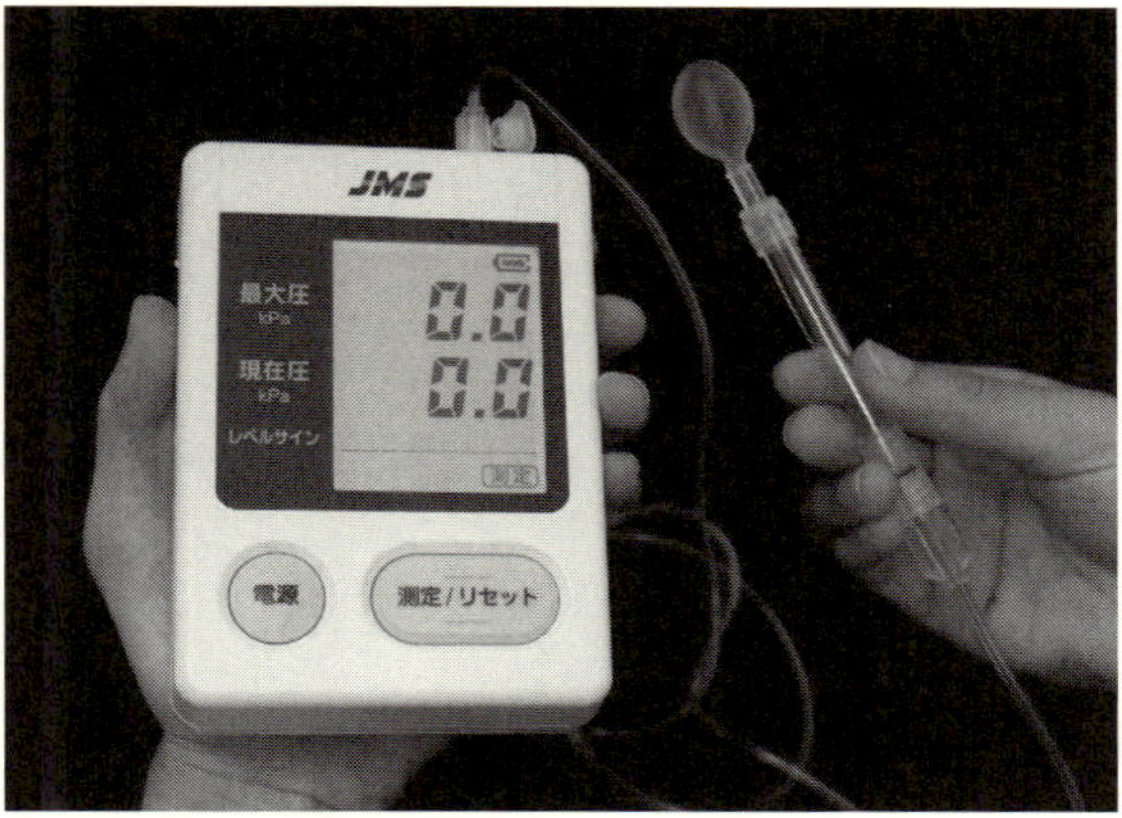
JMS
最大圧
kPa
現在圧
kPa
レベルサイン
0.0
0.0
電源
測定/リセット

図 4-7　舌圧測定器「JMS 舌圧測定器」　＊写真提供　広島大学　津賀一弘教授

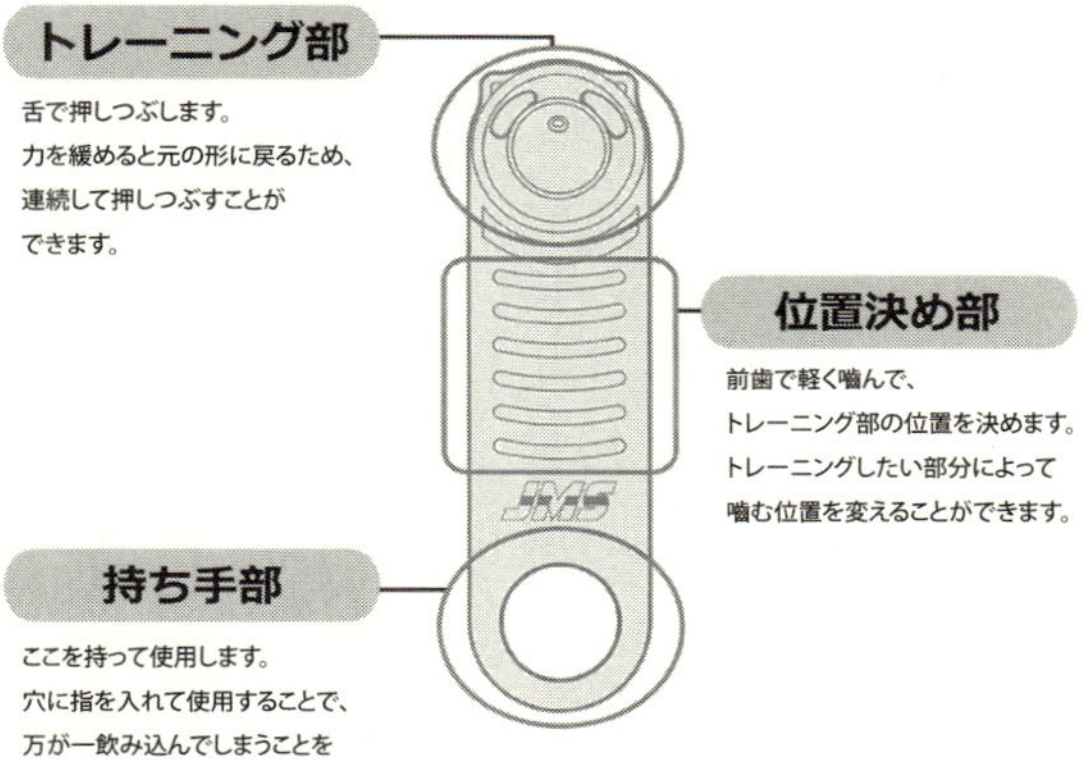
トレーニング部
舌で押しつぶします。
力を緩めると元の形に戻るため、
連続して押しつぶすことが
できます。
位置決め部
前歯で軽く噛んで、
トレーニング部の位置を決めます。
トレーニングしたい部分によって
噛む位置を変えることができます。
JMS
持ち手部
ここを持って使用します。
穴に指を入れて使用することで、
万が一飲み込んでしまうことを
防止できます。

図 4-8　舌圧のトレーニングツール「ペコぱんだ」　＊画像提供　株式会社ジェイ・エム・エス

せの発生との間には関連があること、要介護高齢者は健常高齢者に比べて低舌圧であること、普通食が摂取できない場合、舌圧が低下していることが明らかになりました[*7]。

そして、さきほど30kPaが基準と紹介しましたが、その参考になった研究の一つは、2015年に発表された、入院および高齢者福祉施設入所の高齢者201名を対象とした研究です[*8]。それによると、最大舌圧30kPa以上の14名は全員常食を摂取していました。一方、最大舌圧の低下に伴って調整食（きざみ食やミキサー食など飲みこみやすい形態の食事）の人数が増加したと報告されています。

### ⑥咀嚼機能低下――噛めない食品の増加

健康状態や歯の欠損、加齢などによって口腔内の環境が悪化すると、食べこぼしや嚥下時のむせが増え、噛めない食品もだんだん増加し、食欲の低下や食品数の減少を招くことになります。咀嚼機能低下とは、これがさらに悪化した状態のことで、咬合力や舌の運動能力が低下し、その結果、低栄養、代謝量低下を生じることが危惧される状態です。

検査方法としては、現在、保険収載されている咀嚼機能検査法を用います。これは、グミゼリー咀嚼後のグルコース濃度を測定する方法で、2グラムのグミゼリーを20秒間、自由に咀嚼してもらった後、10ミリリットルの水で口をすすぎ、溶液中のグルコース溶出量を計測機器で測定するというものです。いくつかの研究の結果では、この溶出量は年齢、かぶせ物や義歯などの補綴治療、咬合接触面積の影響を受けるものの、咀嚼機能が正常な場合、おおむね１００㎎/dL以上であったということが報告されており、この計測機器の開発に携わってきた人の意見も参考にして、診断基準を１００㎎/dL未満と定めました。

## ⑦嚥下機能低下

口にした食べ物を飲みこむことを嚥下と呼びますが、嚥下機能低下の概念は、加齢による摂食嚥下機能の低下がはじまって、明らかな障害（嚥下障害）が現れる前段階での機能不全を有する状態です。

嚥下機能低下の評価は、嚥下スクリーニング質問紙（The 10-item Eating Assessment Tool：以下ＥＡＴ－10）を用います。この質問票は、もともと嚥下障害の疑いを調べるために使われており、これを嚥下機能低下にも活用しようというわけです。

ＥＡＴ－10は10項目の質問で構成されています。具体的には、たとえば「飲み込みの問題が原因で、体重が減少した」や「飲み込みの問題が外食に行くための障害になっている」などの質問です。より詳細をお知りになりたい方はネスレ　ヘルスサイエンスのホームページでも確認することができます（https://healthscienceshop.nestle.jp/blogs/isocal/check-deglutition）。そして、それぞれの質問を5段階（0点：問題なし〜4点：ひどく問題）で回答し、合計点数3点以上で嚥下機能低下と判断することにしました。なお、嚥下障害の疑いに関しても同じく3点以上とされています。

つまり、この3点以上の中には、明らかな障害が現れる前段階の人もいれば、その一方で、ALS（筋萎縮性側索硬化症）のような生命にかかわる病気を有しているため、その初期症状としての嚥下障害を示している人も含まれる可能性があるのです。

したがって、嚥下機能低下と評価された場合、さらに嚥下のスクリーニングテスト（反復唾液嚥下テスト、改訂水飲みテスト、頸部聴診法）を行い、必要に応じて精密検査を実施することが求められます。これらの検査で摂食嚥下機能に明らかな異常が認められた場合には、嚥下機能低下ではなく「摂食機能障害」と診断され、専門的介入が必要となるのです。

ここまで、口腔の健康を守るために検討されてきた新たな病気「口腔機能低下症」について、見てきました。7つの項目の中にはご自身でチェックすることができる項目もあります。ぜひご自分の口に関心を持っていただければと思います。

なお、本節の最後にこの病気の診断基準の検討はまだ途上であることにも触れておこうと思います。現在の基準だと、ある研究では半数近くが口腔機能低下症と判定されるという報告もあります。口腔機能低下症が歯科の介入へ引き入れることができるという、ある意味、啓発を目的とした病名であるなら、半数でもいいのかもしれません（めったにない病気だと、気に留めない可能性があるため）。ただ、これからのさまざまな研究により明らかになる点があれば、修正されなければなりませんし、我々アカデミアも最も適正な診断基準を検討し続けなければならないと肝に銘じています。

## 4-7 オーラルフレイルに新定義

本章ではオーラルフレイルと口腔機能低下症という、歯・口と全身の健康を語る上で非常に重要な2つのテーマを見てきましたが、最後に、これらを巡る最新の動きについて触れておきましょう。

実は、２０２４年になって、オーラルフレイルの定義が日本老年医学会、日本老年歯科医学会、日本サルコペニア・フレイル学会によって決められたのです。発表からこれまでの間、オーラルフレイルは明確な定義を持たない「概念」としてのことばで、口腔の軽微な衰えから身体全体の衰えに繋がってゆく状況を示したものでした。ただオーラルフレイルの概念の発表以来、各方面で話題となり、大変インパクトの強いことばであったため、何となくしっかりした定義があるものと思われていました。特に2018年に発表された、柏スタディからの田中先生たちのインパクトの高い報告（オーラルフレイルと分類された人は健康な人に比べて、4年経過後にはフレイルや要介護に陥るリスク、死亡するリスクが2倍以上高いという報告）からも、その定義が既定のものであるというふうにみなされていました。しかしながら、このインパクトの強い訴求力のあることばを使ってさまざまな政策や事業を起こすときに「オーラルフレイルってなに？」という質問・疑問が付きまとっていたそうです。つまり田中先生たちの研究で使用した6項目の基準はその研究の中で用いられた基準であり、「『こういう理由』で『こういった状態』をオーラルフレイルとする」という議論を経た学会などのアカデミアによる定義ではなかったということです。

前述の3学会は、さる方面からの示唆もあり、2022年1月に合同のワーキンググループを作り、議論を開始しました。そして2024年4月にオーラルフレイルに関する3学会合同ステートメントが発表されたのです[*9、10]。新しいオーラルフレイルの基準は「残存歯数の減少」「咀嚼困難感」「嚥下困難感」「口腔乾燥感」「滑舌低下（舌口唇運動機能の低下）」の5項目となっており、このうちの2つ以上が該当すると「オーラルフレイル」であるとされています。

そしてポイントは5つの項目は特殊な検査を必要とせず、自分で気づくことができるというもので、通いの場など、地域のコミュニティでのさまざまな場面で活用できるというものです。そして住民の方々には早い段階から口腔機能のわずかな衰えを認識してもらい、場合によっては歯科だけでない医療分野でも活用してもらうことにより、口を起点とする健康全般への興味の啓発や、口のわずかな衰えに潜むかもしれない神経疾患などの発見につながることも期待されます。

次ページに医療関係者・専門職向けと、一般市民向けの概念図を掲載しますので、ぜひ確認してみてください（図４－９・10）。

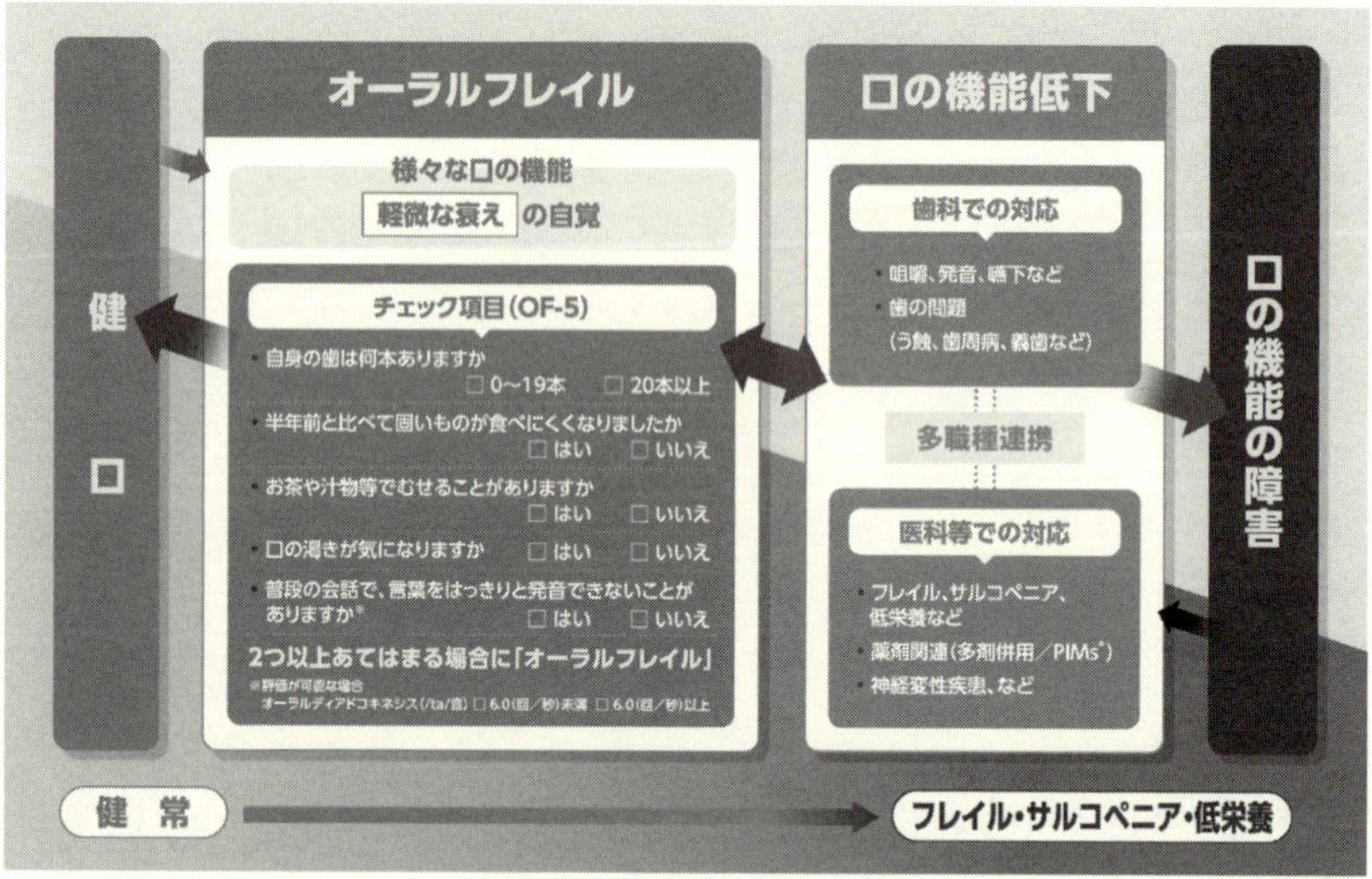


図 4-9　オーラルフレイルの概念図（医療関係者・専門職向け）　＊図 4-10、4-11 ともに、一般社団法人日本老年医学会，一般社団法人日本老年歯科医学会，一般社団法人日本サルコペニア・フレイル学会．オーラルフレイルに関する3学会合同ステートメント（https://www.jstage.jst.go.jp/article/jsg/38/supplement/38_86/_pdf/-char/ja）（2024）より

図 4-10　オーラルフレイルの概念図（一般市民向け）

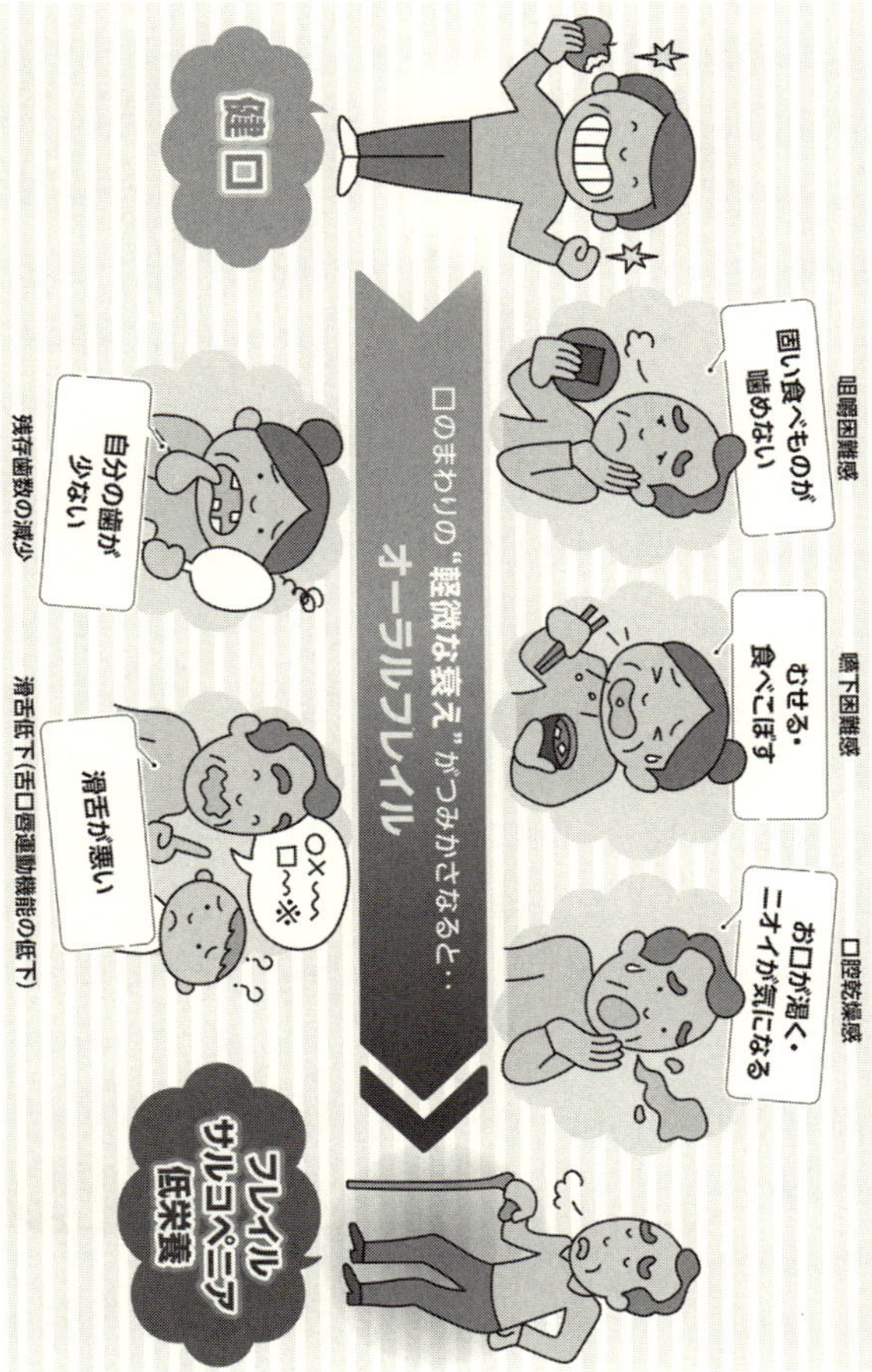
健口
咀嚼困難感
固い食べものが
噛めない
嚥下困難感
むせる・
食べこぼす
口腔乾燥感
お口が渇く・
ニオイが気になる
口のまわりの"軽微な衰え"がつみかさなると・・
オーラルフレイル
残存歯数の減少
自分の歯が
少ない
滑舌低下(舌口唇運動機能の低下)
滑舌が悪い
○×〜
□〜※
??
フレイル
サルコペニア
低栄養

# 第5章

# 「歯が抜けた」から始まる連鎖

## ――フレイルサイクルに陥らないために

## 5-1 歯の数と栄養状態

前章ではオーラルフレイルと口腔機能低下症について触れました。口腔の状態、そして全身の健康状態が、より深刻な事態となる前に対策を施すことが重要なわけです。ここまで読まれた方の多くはすでに、口腔の機能の維持の重要性を十分に感じていただけたかと思います。「一度歯医者に行ってみよう」と思われた方がいれば本書の意味があるというものです。

ここから具体的な治療やセルフケアなどの話に進んでもよいのですが、本書はタイトルにもあるように「歯」の本ですので、口腔の中でも「歯」にこだわってもう少し深掘りしてみましょう。

突然ですが、あなたは今何本の歯があるでしょうか。残存歯数はオーラルフレイルや口腔機能低下症とも関連があることは前章で述べた通りです。そしてその影響は口腔の中だけにとどまらず、体全体に影響を及ぼすことがあるので大変です。研究者の間でも、歯と全身の健康との関係は大きな研究テーマで、歯が抜けてしまったらどうなるか、噛む力が減ってしまうのか、どんな入れ歯を入れたら噛む力を元に戻せるのか、といった大変多くの研究がなされてきました。その中から、ここでは注目すべきトピックの一つとして、近年の研究で明らかになった「残存歯の数」と「栄養状態」との関わりについて見ていきましょう。

日本の歯科医師２万３６６人を対象に実施した全国的な追跡研究があります[*1]。残存歯の数によって分けたグループごとに、栄養素や食品の平均摂取量を調査したもので、このうちカロテンとビタミンＣでは、失われた歯の数が増えるにつれて（残存歯が少なくなるにつれて）それぞれの摂取量は有意に減少しました。逆に、米や菓子などの炭水化物の平均摂取量は、歯の少ない人の間で増加しました。歯が１本もない人と25本以上の歯がある人の平均の差を比べると、カロテンは25歯以上の人のほうが14・３％摂取量が多く、ビタミンＣも８・６％の差がつきました。逆に炭水化物は25歯以上の人の摂取量が６・１％少ないという結果になりました。

この結果から、歯が少なくなるとビタミンの摂取量が減少し、食べやすい麺類やお菓子に含まれる炭水化物の量が多くなると推察されます。一般の人より良質な（？）歯科医療が施されているはずの歯科医師ですら、自分の歯がなくなると、つい食べやすいものを食べてしまうということなのです。

実は、私自身にも思い当たる節があります。若い頃に歯列矯正をしたのですが、矯正ワイヤーを入れた直後は、歯の根の周りにある歯根膜が一時的に炎症を起こして敏感になり、軽くかみ合わせただけで猛烈に痛みました。結局、食欲もなくなり数週間はそうめんで過ごし、栄養のバランスを考えて、タンパク質は豆腐、野菜は缶の野菜ジュースでしのいだのを覚えています。そのせいで体重が10キログラム近く減少しましたが、とにかく、食べ物をしっかり嚙める歯がないと、自由に食べることができなくなり、必要な栄養の摂取が行えずに健康を害する可能性が高まるのです。

先述の調査研究のような、歯が少ない人は野菜や果物の摂取が減少するという報告のほかにも、野菜や果物の摂取量減少により心血管系疾患による致死リスクが高くなるという報告や[*2]、野菜や果物の摂取が増えることにより致死リスクが減少するという報告もあります[*3]。人類は多くの野生動物とは異なり、さまざまなものを選択して食べることができますが、それは、人類が口と体の健康を確保するために、意識的にバランスよく食べることを心掛けなければいけない種となっているからなのかもしれません。食べ物が健康をつかさどるという意味では、まさに医食同源といえるでしょう。

## 5-2 食事を見直そう——咀嚼能力と栄養指導はセット

### 入れ歯があるから大丈夫、とはならない

さて、ちょっと違った観点からこの問題を考えてみましょう。

私は義歯が専門なのですが、これまで「それぞれの人がバランスよく何でも食べられて健康を保てるように義歯を作るのだ」と思っていました。義歯を作りさえすれば咀嚼能力が上がり、何でも食べられるようになるから栄養状態が改善する、と考えていたのです。簡潔にいうと「義歯を入れさえすれば、栄養状態が上がる」と。しかし、現実はそうではありませんでした。

歯を失った人に義歯を入れたり、装着している義歯の状態を改善したりすると、咀嚼能力が上がります。これに関する報告は山ほどあります。ところが、咀嚼能力が上がったために栄養状態が改善された、という報告は意外にもほとんどありません。咀嚼能力を評価することそれ自体も手間がかかるためか、義歯装着の有無にかかわらず、それに加えて栄養の関係性を対象にした臨床研究はほとんどなかったのです。

しかし、近年になって、「義歯を入れると咀嚼能力は上がるが、栄養状態は上がらない」という報告が多く見られるようになりました。また、皆さんはインプラントオーバーデンチャーという治療を知っているでしょうか。第6章で詳述しますが、インプラントとは、顎骨に人工歯根を埋め込んで義歯を装着する方法です。インプラントオーバーデンチャーは、そのインプラントに取り外し可能な義歯をつける方法です。これにすると、義歯はインプラントで固定されてその性能が上がり、咀嚼能力も上がりますが、通常の総義歯とインプラントオーバーデンチャーを比べても栄養摂取に有意差はないという報告が多く見られます。

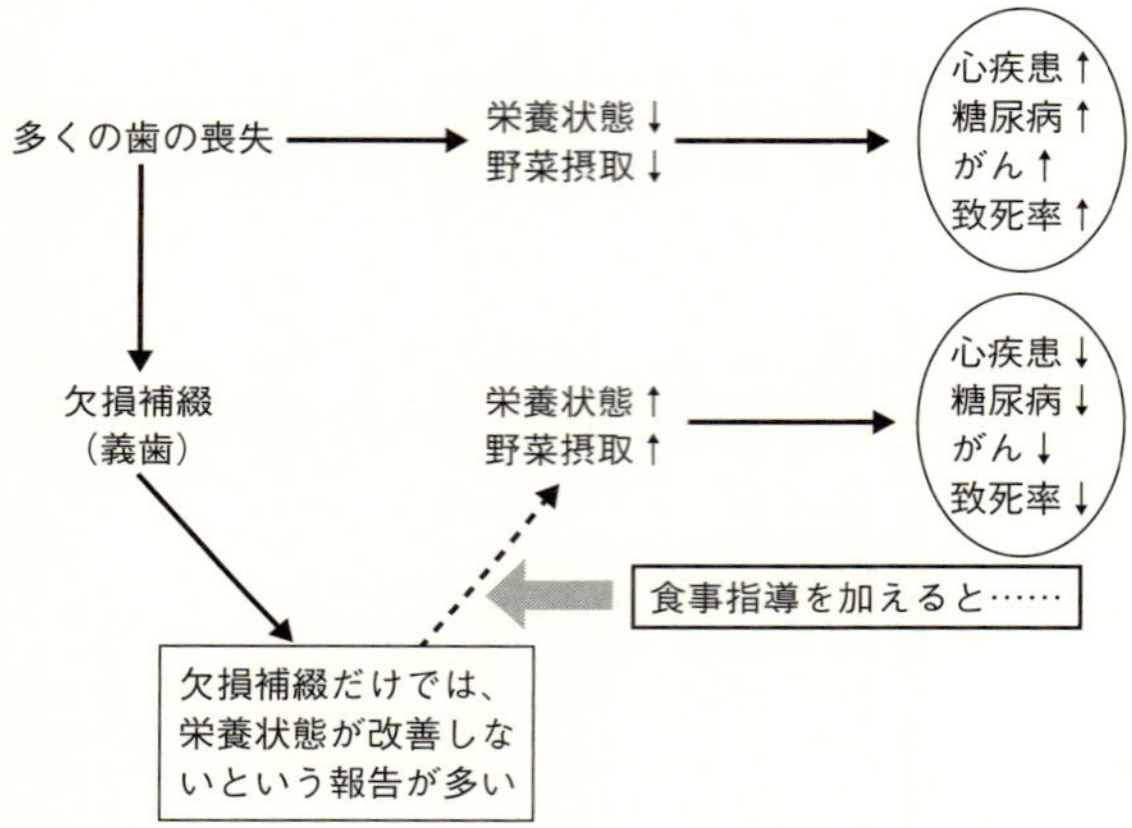


**図 5-1　栄養状態と疾患との関わり**

では、義歯を装着した人の栄養状態を改善するにはどうすればよいのでしょうか。実は、義歯を新しく入れたとき、栄養士さんに栄養指導をしてもらうと、栄養状態が向上するという報告が出てきました[*4]。このことは義歯を新調したり、インプラントオーバーデンチャーを採用して咀嚼能力を上げられたとしても、何を食べるべきかという知識がないと、栄養状態の改善にはつながらないということを意味します。栄養状態の改善によって心疾患や糖尿病などに罹患する割合が低下するなどの研究もありますから、栄養指導はとても重要です（図5－1）。

ただし、誤解のないように説明しておきますが、義歯やインプラントオーバーデンチャーの意味がないというわけではありません。両者とともに野菜や肉などの健康を維持するうえで必要な栄養素を摂取することができるツールを得たという点で大きな意味があります。

## 適切な栄養指導が必要

栄養士に栄養指導をしてもらうとよい、ということはわかっていても、実際の問題として、多くの歯科医院に栄養士はいません（近年大規模に訪問診療を積極的になさっている歯科医院ではいらっしゃる所もあるようです）。また、歯科医師が栄養指導をしようという概念もなかったと思います。

そこで、栄養指導用のパンフレットを作成し、それを用いて歯科医師が20分程度の説明を行ったとしたら、患者が口にする食品の多様性や栄養摂取がどのように違ってくるのかということを調べました[*5]。

具体的には、70名の全部床義歯（総入れ歯）の患者を２つのグループに分け、35名に対しては新義歯の装着と同時にパンフレットを使った20分ほどの説明を行い、別の35名に対しては同じ時間で義歯の取り扱い（清掃や管理など）の指導を行いました。

そして、３ヵ月後に両者を比較したところ、栄養指導を行ったグループでは鶏肉や魚、ニンジン、カボチャの摂取が有意に多いという結果が出たのです。栄養素ではタンパク質、脂質、ナトリウム、カリウム、マグネシウム、リン、鉄、亜鉛、ビタミン$B_1$、$B_2$、$B_6$、$B_{12}$、葉酸、パントテ

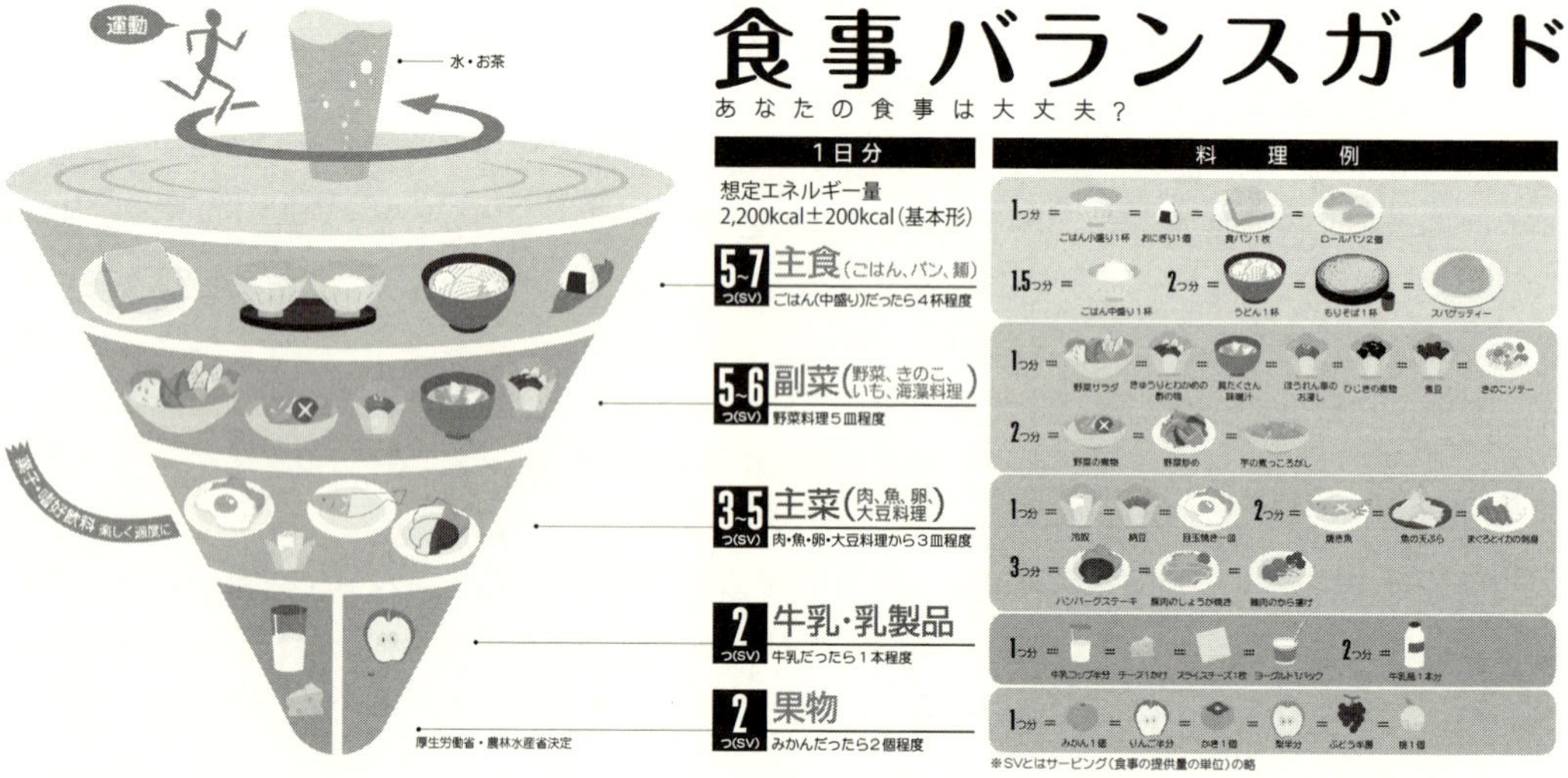


図 5-2　食事バランスガイド　＊農林水産省ホームページ〈「食事バランスガイド」について〉（https://www.maff.go.jp/j/balance_guide/kakudaizu.html）より

ン酸が有意に増加していました。義歯の咀嚼能力や使用感、満足度、口腔関連のＱＯＬに関しては、両者で有意な差はみられませんでした。

ちなみに、この研究での歯科医師による栄養指導は農林水産省が発表している食事バランスガイドをもとにして行いました（図５－２：農林水産省のホームページで見ることができます）。これは、どの種類の食品をどれくらい食べればよいかということをイラストで説明したもので、ビジュアル的に理解できるので大変役に立つと思います。こんな簡単なもので栄養摂取の改善ができるなら、もっと啓蒙活動をするべきでしょう。

ただ、どんな食品でも選り好みせずに食べられるというのは、やはり歯や義歯が整備されて、咀嚼能力が良好な状態であることが前提条件になります。そのため、繰り返しになりますが、重要なのは「咀嚼能力＋栄養指導」のセットなわけです。

## 5-3 「栄養」の視点でとらえるフレイル――兆候を見逃すな！

本書の重要なテーマであるフレイルやオーラルフレイルについても、「栄養」という視点でとらえなおしてみましょう。

改めて、オーラルフレイルですが、前章で説明しました通り、年を取ることによる社会性の低下から口腔リテラシーの低下を引き起こします。そして、う蝕や歯周病で歯を失うことによって、口腔のわずかな衰えを生じさせる、という状態を指します。このまま進行すると、口腔の衰えから身体全体の機能低下に発展し、つまりフレイルの状態となり、最終的に要介護や死亡に至ってしまいます。

そのフレイルモデルはスロープ状になっているということを図4-5で示しました。要介護状態へと向かう変化は、「急激に状態が変わるのではなく、徐々に変化していく」というものです。また、適切な介入や努力によって元に戻ることが可能、つまり変化は可逆的であることも紹介しました。ただし、長期間にわたって先に進んだ状態が続いてしまうと、実際には戻るのが難しくなります。したがって、できるだけ早い段階でオーラルフレイルの「兆候」を見つけ出して適切な対策をとることが重要となるわけです。

このフレイルのサイクルについて、口腔の状態や機能の衰えが、栄養や食事に関与していることに注目しながらまとめたものが図5-3です。

食事量が低下してタンパク質やミネラル、ビタミン、摂取エネルギーが減少すると低栄養になり、体重や筋肉量が減少し、サルコペニアになってしまい、最終的には要介護状態に陥ることを示しています。

この中でも、食事量が低下して必要な栄養素が取れなくなるというのは、まさに口腔機能低下

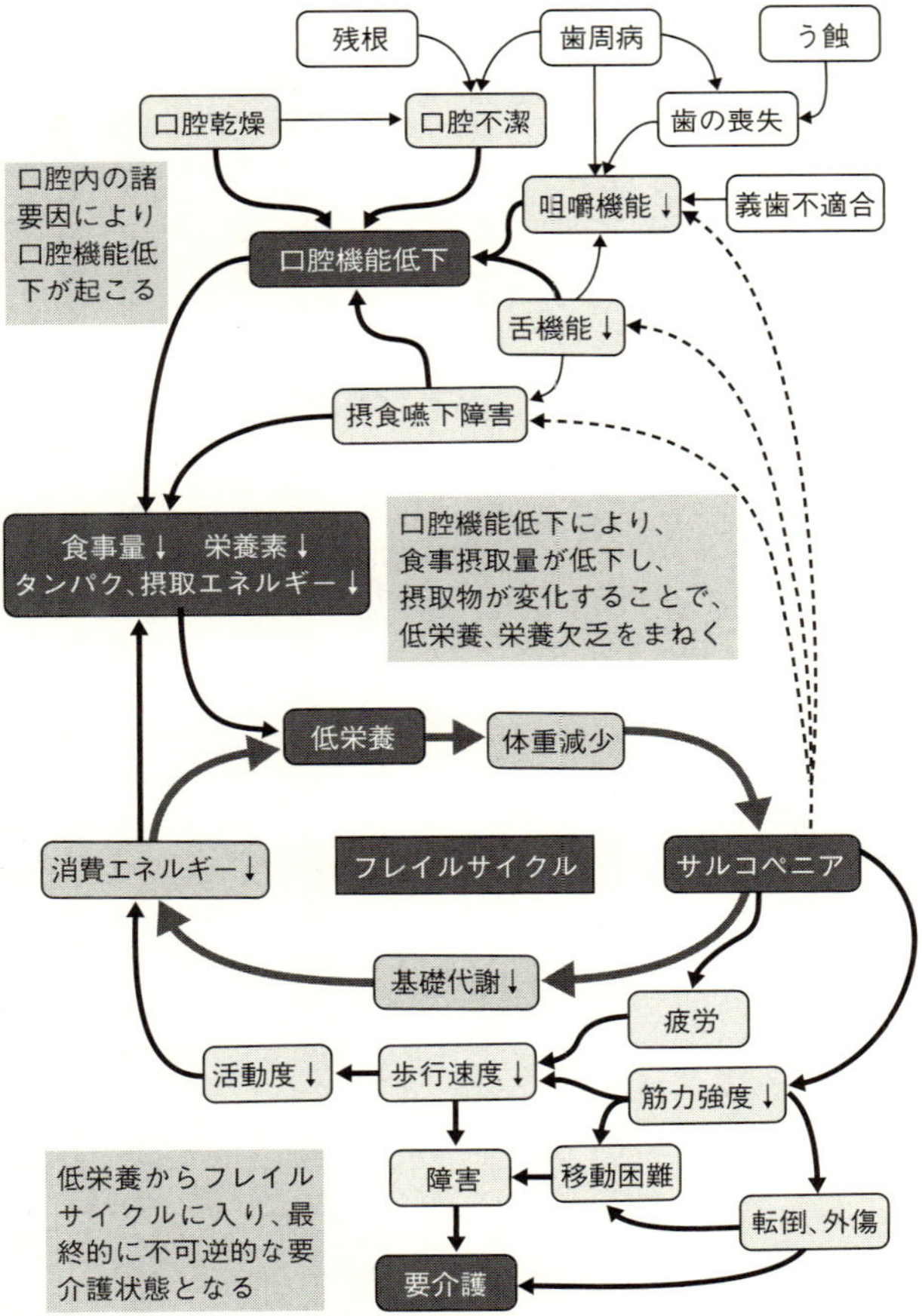


**図 5-3　フレイルサイクルと低栄養**　＊口腔機能低下に関する上半分は東京科学大学・松尾浩一郎教授によって作成されたもの。フレイルサイクルに関する下半分は Xue, QL., Bandeen-Roche, K., Varadhan, R., Zhou, J., Fried, LP. Initial manifestations of frailty criteria and the development of frailty phenotype in the Women's Health and Aging Study Ⅱ. *J Gerontol A Biol Sci Med Sci*. 63, 984-990(2008)より一部改変

によるものです。フレイルサイクルに関連する口腔機能低下の要因は、図の上半分に記載されています。本書でもすでに述べていますが、図の右上に示しているう蝕や歯周病は、社会との関わりの低下やメンタルが理由の活動性の低下による口腔リテラシーの低下が大きく関与していると考えられます。

では、図のように低栄養からフレイルサイクルに入っていかないようにするためにはどうすればよいのでしょうか。そこで、注目すべきポイントとなるのが、オーラルフレイルの状態です。口の些細な衰えは、その後に続く口腔機能低下症の兆候といえるからです。図4－4にあるように、オーラルフレイル期の主な症状である滑舌の低下、食べこぼし、わずかのむせ、噛めない食品の増加といった変化を見つけ出し、それらが食欲の低下や摂取可能食品の多様性の低下につながらないようにしなければなりません。そのためには一人ひとりが普段から口の健康に留意し、日々の口腔ケアを実践してほしいと思います。そして、歯科医院を受診して、う蝕や歯周病の治療、義歯の製作・調整をしてもらう必要があります。

この点で、実は多くの歯科医師から、「オーラルフレイルや口腔機能低下症を治すには、どうすればいいですか？」と質問されます。そのようなとき、次のように返答しています。

「口の中の病気や不都合を解消することが歯科医師として第一の仕事なので、基本的なことを丁寧に続けることが何より大事です。つまり、う蝕はその部分を取り除いて詰め、歯周病はプラークコントロールを確実にして歯石を取り、義歯は良好な状態を保つといった処置を継続的に実施することです。ただ、それらの口腔ケアに加えて、患者には、歯磨きや生活習慣の改善、良好な咀嚼能力を得たらどのような食事が望ましいか、社会や人との結びつき（食べたり話したりすることを含む）を心がけるように啓蒙してください」

ほぼ2章を費やして、オーラルフレイルや口腔機能低下症に関連する話題を述べてきました。すべての人にこれらのことについて理解してもらうには、歯科医師がその役目の重要性を正しく認識することも欠かせないと思っています。

このオーラルフレイルはまだ研究が続くテーマであり、この後も随時、情報が新しくなっていくでしょう。いくつかの研究グループがさらに追究を進めていますので、もう少しエビデンスが出てくるのを待ちたいと思います。あと数年したら、より明確なことがいえるようになるのではないかと期待しています。

しかし、エビデンス云々といわなくても、歯を磨いたり、歯石を取ったり、義歯を適切に調整したり、というのは、ＱＯＬを保ち、快適に過ごすために必要なこと、と多くの人が経験的にわかっているのではないでしょうか。

## 5-4 口腔は「ライフコース」で考えるべき

さて、本章を終えるにあたり、重要なことを伝えておきましょう。口腔の機能については、高齢者だけが気を付ければよいというわけではありません。たとえば、咀嚼運動というのは、脳の中の咀嚼野から信号が出て自分が意識することなく噛んでいるのですが、これは必ずしも自然に身につくものではありません。乳幼児期から、家族との生活の中で正しく噛むことを教えられたり、見て真似たりして身につけていくものだからです。

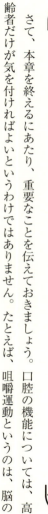

ここで「正しい咀嚼」を定義するとしたら、

①適切な一口の量を口に入れる
②顎を上下左右に正しく動かす
③食品のかたさやテクスチャーに合った回数を咀嚼する

ということになります。これは後天的に学習しなければならないことなのです。

近年、高齢者に対しての「口腔機能低下症」が保険適用になったのと同時に、子どもが口腔の

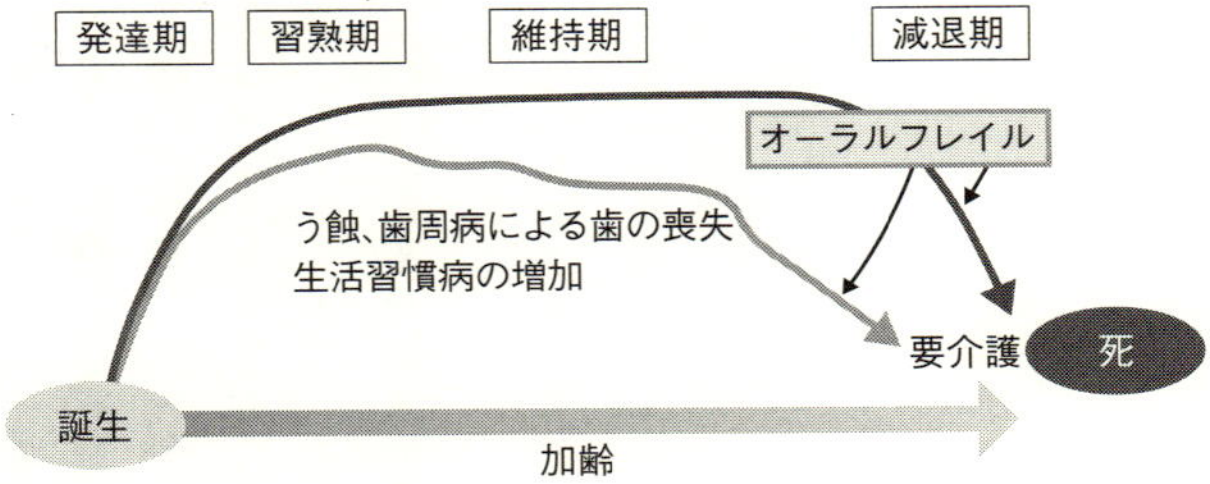


**図 5-4　一生の間に成熟・減退する口腔機能**

正常な機能を獲得できない状態を指す「口腔機能発達不全症」も保険適用となりました。

図５－４は、一生の間に変化する口腔機能を図式化したものです。上のピンとした濃いラインは健康な人の変化を示しており、誕生して乳を飲み、離乳食を食べ、乳歯から永久歯に変わると、歯を失ったりしなければ口腔機能は特に変化のない状態が続くことがわかります。そして、高齢期に入り、死を目前にして徐々に機能が弱まっていきます。一方、下のぐにゃぐにゃした薄いラインは発達期に十分口腔機能が発達せず、上の線の人よりも早くオーラルフレイルや口腔機能低下症になった場合で、通常より早く弱りはじめてしまい、要介護になる時期も早まります。

高齢期のときと同様に、誕生から発達期において、口腔機能の発達をうまく導いてあげないと、十分に機能を発揮する維持期に達せず、早期に口腔機能低下に陥ってしまいます。乳幼児期の口腔の問題は、一時的なものではなく、高齢になったときにも影響を与える恐れがあるものなのです。

2005年に「食育基本法」が制定され、以来、食育が国民運動として展開されています。この法律の理念は、国民が生涯にわたって健全な心身を培い、豊かな人間性を育むための「食育」を推進することを目的としています。食育を推進する施策は、家庭、学校、保健所、地域などの環境にあわせて進めることになっており、家庭においては、子どもの基本的な生活習慣の形成、望ましい食習慣や知識の習得、妊産婦や乳幼児に対する食育の推進などがあります。口腔機能の育成と管理はこれらの中で最も基本的な部分となるため、このような大きな視点で口腔機能の重要性を捉えなければなりません。

乳歯が生えそろうまでの期間がとても重要なので、食べる、話す、呼吸することに関しての気になる習慣や、安静時にも唇が開いている口唇閉鎖不全などの口腔機能発達不全症に関連する症状を発見した場合は、小児歯科専門医に相談することを勧めます。ぜひ、小さい頃から高齢期まで、ライフコースで口腔のことを考えていきましょう。

COLUMN4

# 働く世代も健康を意識できる仕組み作りを

「歯科口腔保健の推進に関する法律」が2011年に公布されました。この法律には、口腔の健康が、健康で質の高い生活を営む上で重要な役割を果たしていること、国民の日常生活における歯科疾患の予防が極めて有効であること、そして、そのために、歯科医療者や国・自治体、そして国民自身がどのように動いてほしいかが記載されています。ポイントとなるキーワードは「早期発見、早期治療」、「すべてのライフステージにおいて」、「保健、医療、社会福祉、労働衛生、教育その他の関係者」、「協力するよう努める」が挙げられます。ただこの法律は努力義務なので、皆さんが内容を十分に理解し、口腔の健康と全身の健康を達成できるような体制を社会が作っていかなければなりません。

学校保健において、歯科検診はすべての児童に対して実施されています。伊予歯科医師会のように、自治体が歯科医師会と協働して学童のフッ素洗口を実施しているところで

COLUMN 働く世代も健康を意識できる仕組み作りを

は、う蝕の発生率が極めて低くなっています。後期高齢者に対しても、各自治体で（自治体によって温度差はありますが）実施されています。愛知県や神奈川県では歯科医師会と密に連携して積極的に実施しており、有益な情報を数多く発信しています。

このように、人生の最初の部分と最後の部分ではある程度システムができているのですが、口の中のトラブルが多く発生してくる中年期には適切なシステムがありません。法律で定められている職場での健康診断も、一部の業種を除き、歯科検診は義務ではないのです。そんなことをいっている我が大学（東京医科歯科大学※現・東京科学大学）の職員や学生が受ける健康診断の中にも入っていません。まわりには歯医者が数多くいるというのに。

もちろん口腔の健康管理は、日々、自ら行わなければならないものなので、健康診断でどうなるものでもない、と思われるかもしれません。実のところ、歯科検診のために歯科医師を雇用すると経費も時間もかかるので、各事業所にとって大きな負担になることは理解できます。打開案としては、社員に歯科検診用紙を発行し、それを保健医療機関である歯科医院に持っていけば無料で検診が受けられる、ということにすればよいと思います。

それが、かかりつけ歯科医を持つきっかけにもなることでしょう。

さらに大事なことは、仕事で忙しい中年が口の健康を意識し、口を清潔にするモチベーションを持って、正しい管理とケアを習慣づけることです。

口の健康を保つことが重要であると認識するには、「口を大事にしていないと要介護になってしまう、場合によっては命にも関わる」ということを知ることが大切です。それとともに、歯科治療には大変な費用がかかるので、「大きな出費を避けるためにも、う蝕や歯周病にならないようにする」という意識を持たなくてはいけないと思います。

日本は、国民皆保険制度で歯科医療もすべて保険がききます。根の治療や義歯も保険がきく国はそんなにありません。保険がきかないのは、費用が高いインプラントや金の入れ歯、かぶせ物などです。また、2023年より補綴歯科専門医（義歯やかぶせ物などの専門医）制度が動きはじめました。この制度をうまく使うことにより、適切な経済的負担で高品質の義歯を使えるようになると考えています。

ただ、義歯の製作やその後の調整は大変時間がかかり、高い技術も必要なのですが、それに比して保険の義歯は診療報酬が低いため、歯科医院にとっては負担になることもあります。医療が発展し技術も進化し続けている中にあって、適宜、保険治療を見直す必要もあるのではないかと考えています。

# 第6章

# 高齢者の歯科治療

## 6-1 他の疾患があるときの受診

さて、ここからは実際に高齢世代の方が歯の治療を受ける際のことをお話ししていきましょう。一般的に、歯科治療を受ける高齢の患者は、他にもさまざまな疾患を有している、あるいはリスクを抱えていることが多いものです。高血圧、心臓病などの循環器系の疾患、糖尿病などの代謝性の疾患、C型肝炎などの感染症、腎臓病、骨粗鬆症などが挙げられます。

そして、その割合を具体的なデータで示すと、たとえば、私どもの歯学部附属病院の高齢者歯科外来にかかる患者（総合診断部で全身疾患を有していると判定された患者が受診しています）を、ASA-PSという、主に手術前の患者の健康状態を評価するシステムで分類すると、2011年のデータでは、82・0％が特にリスクの高いⅢ（重度の全身疾患を有する状態）やⅣ（生命を脅かす全身疾患を有する状態）に属する患者でした。高齢者歯科外来が発足したのは1989年で、当時は病院を受診する70歳以上のすべての方々が高齢者歯科を受診することになっていたのですが、その頃でも約45％がⅢ・Ⅳの患者で、それより軽度の全身疾患を有する人も含めると、ほとんど全患者が何らかの疾患を有していました。

したがって、高齢者の歯科治療に際しては、他の疾患に対する配慮が非常に重要になります。

医療従事者の立場においては、その基本として、まず十分な医療面接とバイタルサインの測定をして、リスクを確実に補捉しておきます。次に、治療中のリスク発生を早期発見するために、モニタリングを行う習慣を確立することが必要です。さらに、何らかの問題が発生したときのために、救急処置や連絡方法などの対応手順を準備しておくことが求められます。

では、当事者の方々はどんなことを知っておくとよいのでしょうか。ポイントは2つで、自分が持つ病気についてできるだけ詳しく理解すること、そして、自身の体の状況を、歯科治療の際にお話ししていただくことです。

この2つのポイントを意識しながら、少し専門的ではありますが、本章ではその方が抱えている疾患ごとに、治療や気を付けるべきことなどについてまとめました。ぜひ気になるところから読んでいただければと思います。また、今回取り上げる疾患以外にも、慢性腎臓病、糖尿病など、多くの疾患に留意する必要があると考えられています。

## 細菌性心内膜炎

血流中に入った細菌が心臓の内膜や弁に付着して増殖し、そこで細菌のかたまりが生じ、それらが崩れて塞栓（血管をふさぐかたまり）となって血流で運ばれ、他の臓器で感染巣を形成する疾患です。弁に細菌が付着すると穴が開いて血液の逆流が生じるなど、大変恐ろしい病気を引き起こします。発症率は10万人当たり5〜10人ですが、致死率が高いため、歯科医としての対応は注意を要します。

では、どんな注意が必要なのでしょうか。ここから先は主に医療関係者が注意している内容となりますが、先ほどもポイントで述べたように、もちろん医療従事者以外の方が知っていても損はありません。少し見慣れないことばが並ぶかもしれませんが、歯科医療の現場の実際を知るために関心のある方は読み進めてみてください。一方、専門的な話はちょっと……という方は次節へ飛んでいただいてもかまいません。

では、進めます。細菌性心内膜炎のリスクがある患者への歯科医療の対応としては、施術1時間前に予防的抗菌薬を経口投与します。施術直前では抗菌剤の血中濃度が上がらないからです。ただし、点滴で直接血中に入れる場合は、ある程度直前でもいいとされています。使用する予防投与の薬剤は、経口の場合、合成ペニシリンであるアモキシシリン2グラムです。通常、1カプセルが250ミリグラムなので、8カプセル飲むことになります。かなり多い量だと感じるかもしれませんが、飲まないと危険性が高いので、飲むことが推奨されます。この薬はペニシリン系なので、ペニシリン系アレルギーがある場合は、別の系の抗菌剤を服用することになります。

注意すべきは、生体弁を含む人工弁置換術患者、感染性心内膜炎の既往を有する患者、また、複雑性チアノーゼ性先天性心疾患（単心室、完全大血管転位、Fallot 四徴症）や、その他の先天性心疾患、後天性弁膜症、閉塞性肥大型心筋症、弁逆流を伴う僧帽弁逸脱など、心臓内の血流がスムーズに流れない疾患や、本疾患の既往や弁置換のために心臓の内膜に細菌が付着しやすい状態になっている人です。

要注意の歯科処置は、抜歯、歯石除去、口腔内の手術、根管治療（＝歯の根の内部にある神経の治療）など、血管に口腔内の菌が入る可能性がある処置です。予防的投与の効果はいろいろと議論されていますが、心内膜炎発症による危険性を考慮すると、少しでも可能性がある場合には予防的に薬を摂取したほうがいいでしょう。

## 骨粗鬆症

骨粗鬆症患者、あるいは骨転移を有するがん患者で、ビスホスホネートやデノスマブなどの骨吸収抑制薬を服用している人の場合、抜歯や骨整形処置にともなって難治性の顎骨壊死が生じることがあります。進行すると歯肉から壊死した顎骨が突出するようになり、痛みや排膿（膿が出ている状態）が生じます。顎を大きく切除しなければならないケースも出てきます。

予防法としては、薬剤の休薬が挙げられていましたが、その根拠は乏しいとされています[*1]。また、休薬できない場合は、抜歯する歯の周囲の炎症を口腔清掃と術前の抗菌薬によってできるだけ抑え、抜歯後は骨のとがった部分を滑らかにして縫合し、骨の露出をなくしておくことになります。がん患者の場合、骨修飾薬治療（がんの骨転移を防ぐ目的で投与されます）に入る前に必要な歯科治療は済ませておくことも求められます。

このように、口の中と全身のさまざまな要素が絡むので、医科と歯科の緊密な連携が非常に重要になります。したがって、確実にその連携をするために患者の皆さんにもさきほどの２つのポイントを実践してほしいのです。

## 狭心症や心筋梗塞

もちろんご存じの方も多いと思いますが、命にかかわる病気です。歯科治療時に胸部不快感や胸痛を訴えられたら、歯科医師は直ちにニトログリセリン舌下錠を投与し、それでも治まらない場合には救急車を依頼します。

また、これらの人は、脳梗塞患者と同様に血液の凝固を防ぐ抗凝固薬や血小板の凝集を抑制し血栓の生成を防ぐ抗血小板薬を服用しています。このような薬剤を服用している場合、簡単にいうと血液がサラサラになるため、抜歯のような出血が予想される処置においては、かつては服用を中断（休薬）する対応を行っていました。しかし、口腔内処置の場合、堅密な傷の縫合や止血シーネ（マウスピースのようなもので傷口を圧迫して止血する）を駆使して何とか止めることができるので、原疾患の発生の防止を優先して、現在は基本的に休薬しません。確実な止血処置、すなわちしっかり縫合することや止血シーネを使用することで、薬剤継続による血栓予防効果のメリットが後出血のデメリットを上回るということです。ただ、処置の内容や服用している薬剤の種類や数によっては休薬が必要になりますが、そのリスクとベネフィットを主治医の先生と綿密に相談しなければなりません。

## 高血圧

高齢者の中で最も多い疾患です。重要臓器障害を伴う血圧の激しい上昇（高血圧緊急症）では、脳血管障害（脳出血、クモ膜下出血など）、急性心不全、大動脈解離などがあります。しかしながら、歯科治療中の短時間の血圧上昇がどの程度のリスクを持つかについては、十分なエビデンスがありません。

リスクを防ぐには、高血圧の原因となる疾患がある場合、その疾患の専門医による管理が行われているかどうかを把握し、治療中の血圧上昇をできるだけ抑える方策、痛みの制御などを行う必要があります。

また、「白衣高血圧」というタイプの高血圧があります。普段は正常か少し高い程度の血圧ですが、診察の前などは緊張のため異常に高い血圧を示すという症状です。歯科治療は、歯を切削するタービンの音や歯科材料の独特な臭いがあり、患者を緊張させることがあります。実際、私が長く診療している人でも、治療前に血圧を測ると、通常より20〜30mmHgほど高いことが多く、その場合は少しリラックスしてもらってから治療を開始しています。したがって、普段の血圧を把握し、コントロールしていることが重要です。

これまで述べてきた疾患は、高齢患者が有する多くの疾患の中で特に重要で頻度が高いものを説明しました。しかし、これはごく一部です。前にも書きましたように、自分が持つ病気についてできるだけ詳しく理解し、歯科治療の際にはそれをお話ししていただくことをお願いしたいのです。

## 6-2 高齢者の命を救う口腔ケア――日本人研究者の奮闘

これまでは歯科医療の際に注意が必要な疾患を見てきましたが、ここからは口腔機能との関係が特に深い誤嚥性肺炎について深掘りしてみたいと思います。

1980年頃、肺炎は、高齢者の死因として脳血管障害、悪性新生物、心疾患に次いで第4位でした。そして、当時は、要介護の高齢者の肺炎は「老人性肺炎」と呼ばれていました。

90年代になると、老人性肺炎に関するさまざまな報告が出されます。たとえば、老人性肺炎を繰り返す患者は食塊を飲みこむ嚥下反射が低下しているという報告や、咳反射を亢進させるＡＣＥ阻害薬（降圧剤の一種）を２年間投与することによって肺炎の罹患率は約３分の１に減少したという報告などです。

また、アイソトープ（同位元素）を老人性肺炎の患者の口腔内に塗布し、翌朝、肺の検査をしたところ、患者の70％で、口腔内のアイソトープが肺の中から検出されました。これは睡眠中の不顕性誤嚥がみられたということです。健康な老人ではこの割合が10％であったという報告もありました。

この誤嚥には、今登場した食物や唾液をきちんと食道だけに導き入れる**嚥下反射**や、間違えて気管に入った唾液を咳によって押し出す**咳反射**の低下が関係しています。これまでの報告で、この２つの反射は、脳でドーパミンが放出され、その影響で生じるサブスタンスＰという物質が咽頭や気管に放出されることで生じることが解明されています。

こうした一連の報告などから、老人性肺炎の原因は、脳血管障害によってドーパミンが少なくなり、嚥下反射や咳反射が低下し、口腔内の汚れが唾液とともに肺に入っていく不顕性誤嚥によるものではないか、と考えられるようになりました（図６－１）。

そうだとすると、口の中をきれいにしておけば、たとえ不顕性誤嚥があったとしても肺に流入する細菌は減少し、肺炎を抑制できるのではないか、という考えが成り立ちます。

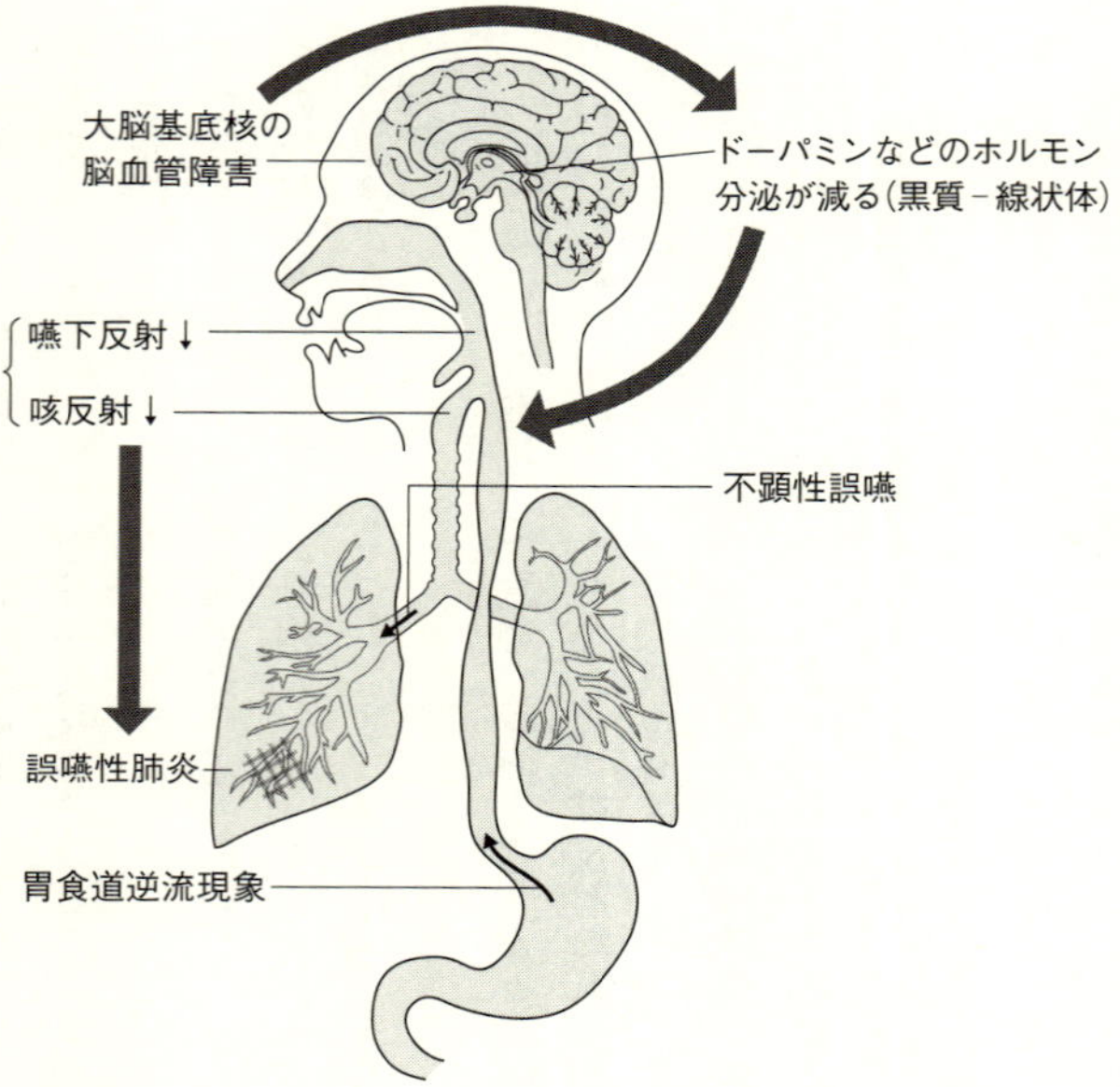


**図 6-1　老人性肺炎のメカニズム**　＊山谷睦雄，矢内勝，大類孝，荒井啓行，佐々木英忠．老人性肺炎の病態と治療．日本老年医学会雑誌．36 巻 12 号，835-843（1999）より一部改変

そこで、米山武義先生らのグループは多施設における無作為化臨床研究を実施しました[*2]。特別養護老人ホームの入所者366名を2群に分け、介入群には介護者または看護師による毎食後の歯磨きと1%ポピドンヨードによる洗口、毎週1回の歯科医師・衛生士による歯ブラシや歯間ブラシなどによる専門的な口腔清掃を実施しました。対照群は、これまで通りの本人または介護者による

口腔清掃にとどめました。

その結果、研究開始時における両群の有意な差はありませんでしたが、介入群の2年後の発熱発生者数、肺炎発症者数、肺炎による死亡者数は有意に小さかったのです（図6－2）。この研究結果は1999年に有名な総合医学誌のLancetに掲載され[*3]、世界中で、病院や老人介護施設での口腔ケアの重要性が認識され、実施されるようになりました。

この考え方は、重度の要介護高齢者だけでなく、急性期の脳血管障害患者や、これから大きな手術を受ける患者に適用され、脳卒中や手術後の予後の改善や入院期間の短縮、および患者のQOLの向上にも貢献したのです。

さらに、米山先生らの研究では、歯が残っている要介護高齢者と無歯顎の要介護高齢者の比較も報告しています。その結果、有歯顎者（歯がある人）では、口腔ケア群のほうが発熱発生者数、肺炎発症者数、肺炎による死亡者数が有意に少ないことがわかりました。

ところが、無歯顎者では有歯顎者ほどの著しい差はみられませんでした。その理由として、無歯顎者は装着している総義歯を外すと口の中はつるんとした歯のない土手状の歯肉があるだけなので、口腔ケアが実に簡単に行えるのです。つまり、専門的な口腔ケアでなくても、ある程度、口の中をきれいにすることができたために、誤嚥性肺炎の発症を抑制できた、と考えられるのです。これに対して、歯のある口腔のケアは難しく、専門職の介入が望ましいということになりま

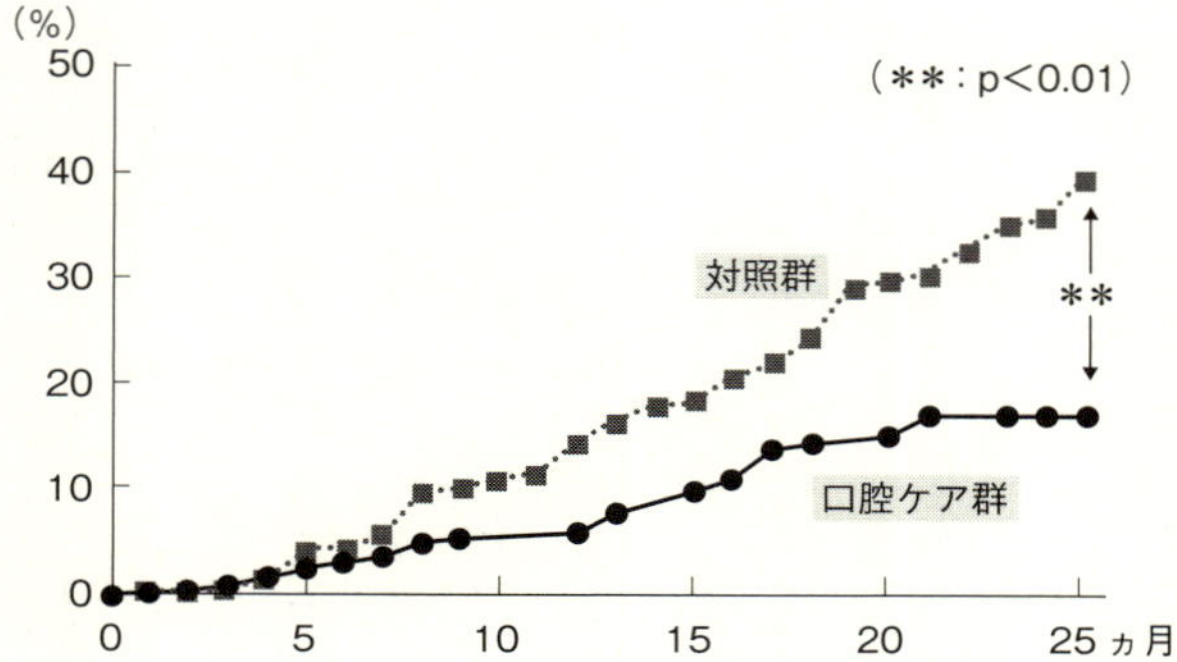


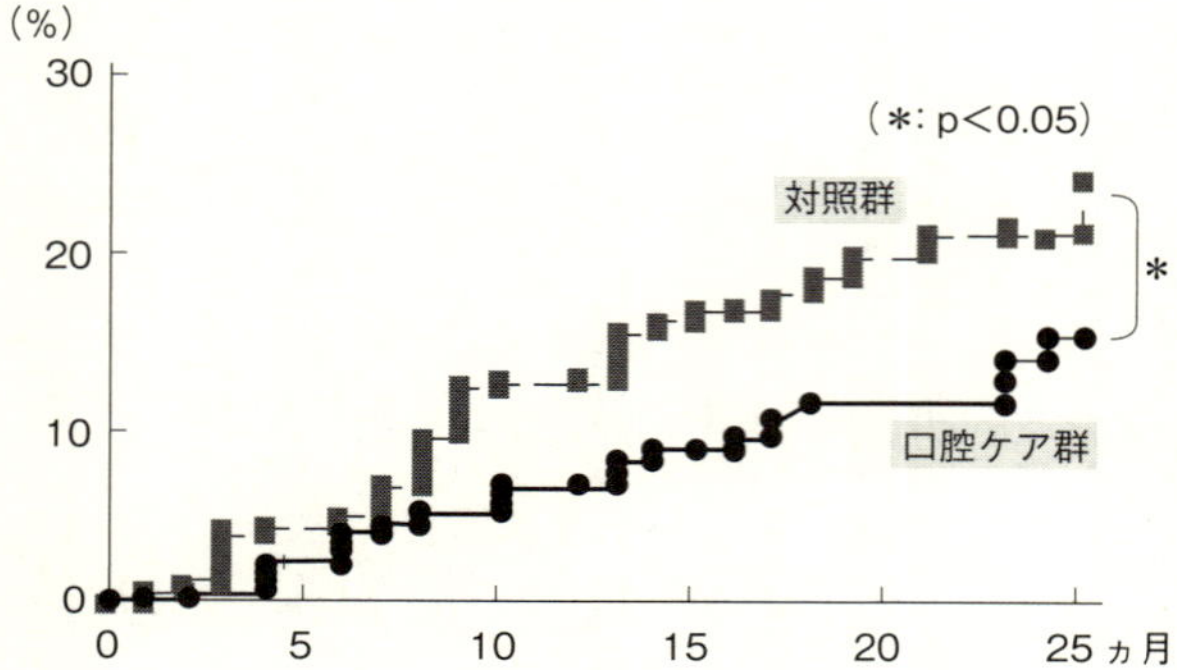


**図 6-2　口腔ケアと発熱・肺炎の発生率**

上図が期間中の発熱発生率、下図が肺炎発症率を表す。図中のアスタリスクは統計的に有意であることを示す　*米山武義，吉田光由，佐々木英忠，橋本賢二，三宅洋一郎，向井美惠，渡辺誠，赤川安正．要介護高齢者に対する口腔衛生の誤嚥性肺炎予防効果に関する研究．日本歯科医学会誌．20 巻，58-68（2001）より

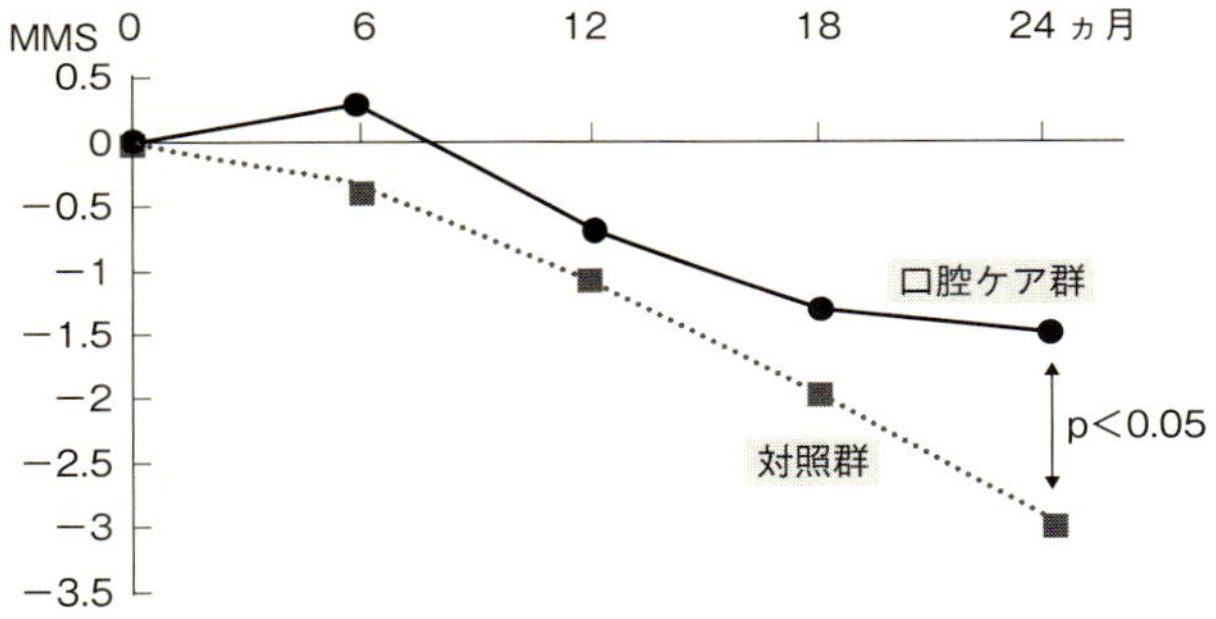


**図 6-3　口腔ケアと認知機能の状態**

＊米山武義，吉田光由，佐々木英忠，橋本賢二，三宅洋一郎，向井美惠，渡辺誠，赤川安正．要介護高齢者に対する口腔衛生の誤嚥性肺炎予防効果に関する研究．日本歯科医学会誌．20 巻，58-68（2001）より

す。

加えて、この研究では、口腔ケア群と対照群のＡＤＬ（Activities of Daily Living、日常生活動作）とＭＭＳＥ（Mini-Mental State Examination、認知機能検査）の変化も追跡していました。ＡＤＬに関しては、18ヵ月後に有意な差が出ましたが、24ヵ月後には元に戻っていました。しかし、認知機能に関しては、有意に口腔ケア群で低下が抑制されたことが判明したのです（図６－３）。

実際、米山先生は介護の現場で、口腔ケアで介入すると患者の意識がはっきりしてくるということをよく経験されていたそうです。この因果関係は明確ではありませんが、口腔領域への刺激が脳への良好な刺激となり、また、それはほかの体の部位より強い可能性があるということは、ホムンクルスの絵（図2-3）からも想像できます。

そして余談ですが、このようなことがあったそうです。米山先生がLancetにこの論文を投稿したとき、「これは非常に重要な研究だからほかのところには投稿するな」という返事がすぐに返ってきたそうです。通常、ピアレビュー、つまり掲載の可否を見極めるための専門家による査読のある雑誌ではこんなことはないと思うのですが、大変インパクトのある内容と受け止められたのでしょう。思わず筆頭編集者はこのようなメールを送ったのではないかと推察します。

ともかく、病院や老人介護施設での口腔ケアの重要性を示したこの研究は、多くの高齢者の命を救う非常に価値のあるものでした。日本の老年歯科にかかわる研究者は誇りに思い、このような研究をやりたい、と強く思ったものです。この強いモチベーションは、日本を高齢者歯科に関する研究のトップランナーの地位に押し上げました。

そして、この研究が発表された後、高齢者の口腔と全身との関係に関する多くの研究が日本から発信されました。前述のオーラルフレイルや口腔機能低下症も日本発です。これらの研究により、高齢者の口腔健康管理（口腔衛生管理と口腔機能管理）の重要性が世界に知られることになりました。

# 6-3 義歯――口腔機能の回復ツール

## 歯が失われたときの治療法

口腔機能を衰えさせるものとして最も大きなものは、う蝕や歯周病による歯の欠損です。前の章で紹介したように、歯を失って歯の数が少なくなると、食欲の低下や摂取食品の多様性の変化を招く、すなわち食べにくい肉や野菜の摂取量が減少することになり、やがては栄養状態が悪化して、がんや心疾患などによる致死率が上昇するという報告もあります。それを予防するために、**義歯**を入れることが大変重要になってくるのです。

義歯は、歯が失われた後に、歯列の連続性と上下の歯の正しい接触＝かみ合わせ（咬合）の保持のために設置するものです。

種類としては、大きく2つに分けることができます。一つは、患者自身では取り外すことができない「固定性義歯」で、後述するインプラントやブリッジ義歯がそれにあたります。もう一つは、患者自らが着脱や清掃できるもので、比較的多くの歯を失ってしまった後に入れる「可撤性《かてつせい》義歯」と呼ばれるものです。可撤性義歯には、部分的に入れる部分床義歯、すべての歯を失った

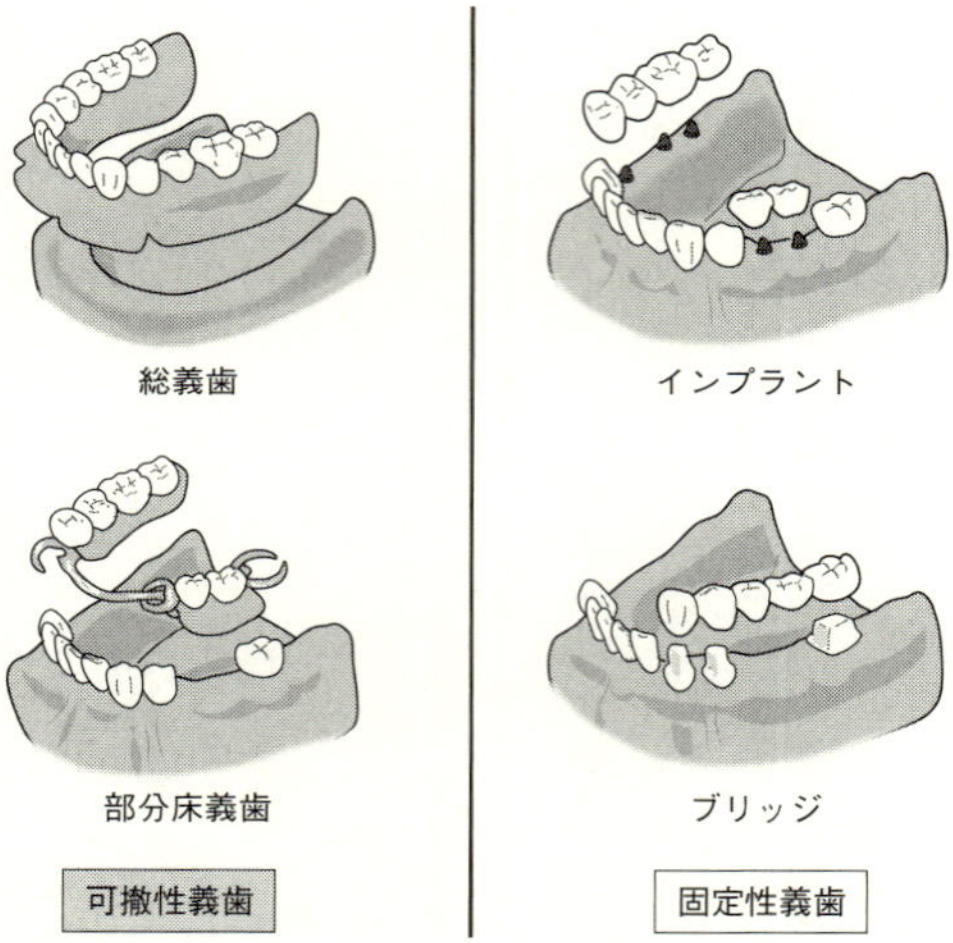


**図 6-4　歯を失ったときの治療法**　＊「歯とお口のことなら何でもわかる テーマパーク 8020」HP 内「インプラント　歯を失ったら（高森 等）」（https://www.jda.or.jp/park/lose/index19.html）より一部改変

人のための全部床義歯（総義歯）があります（図6-4）。

## 「インプラント」と「ブリッジ」とは何か

このうち、まずはインプラント義歯についてみていきましょう。インプラントは英語ではimplantと書きますが、一般的には「埋め込む」「植え付ける」という意味で使われます。医学的には移植を指すこともありますが、歯科領域ではもっぱらこの義歯の治療のことを指すことばです。

インプラント義歯は、人工の歯と、歯根部に埋め込むネジのような形をしたインプラント体、両者をつなぐパーツ（アバットメントといいます）の３つの部品からなります（図６－５）。「第３の歯」などと呼ばれることもあり、１本の歯の欠損でも、すべての歯の欠損でも対応できます。

一方、ブリッジは欠損した歯の隣の歯を支えにして、橋渡しするように義歯を装着する仕組みです。

両者の大きな違いの一つとして、インプラント体には天然歯にある歯根膜がないということが挙げられます。歯に力が加わった際、ブリッジは天然歯を支えとしているため、他の歯と同様に動きますが、インプラント体はごくわずかしか動きません。歯科医師は、インプラントと天然歯が混在する歯列の咬合については、そのような違いを考慮して調整や管理を行っています。

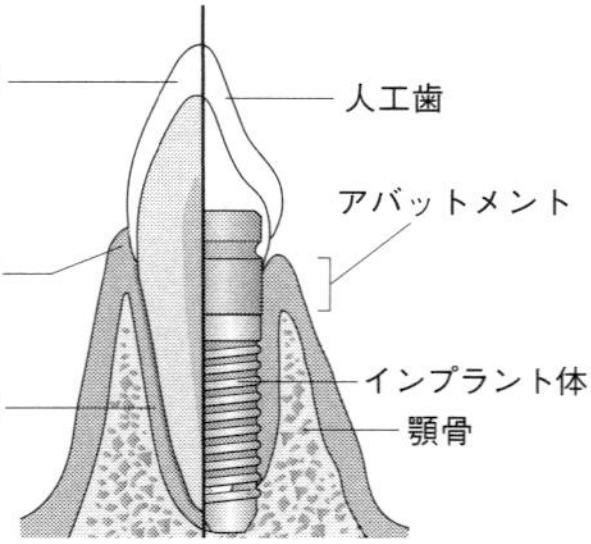


**図 6-5　インプラント義歯（右）と天然歯（左）の違い**

＊「歯とお口のことなら何でもわかる テーマパーク 8020」HP 内「インプラント　歯を失ったら（高森　等）」(https://www.jda.or.jp/park/lose/index19.html) より一部改変

## 取り外しが可能な義歯の特徴

部分床義歯では、義歯を支える機構は歯ぐきと支台歯（義歯の鉤《かぎ》がかかる歯）であり、支台歯と義歯を連結する維持装置の種類や設計は大きく使用感や予後にかかわってきます。

同時に、義歯の材質も大きく関連します。一般に、義歯の大部分を金属で製作した金属床義歯のほうが義歯を薄くすることができ、耐久性もあります。また、鋳造精度のよい合金（白金加金）を使用すると、実に適合のよい義歯ができあがります。歯科医師としての個人的な感想ですが、義歯が吸い寄せられるようにピタッと入っていく感覚があるのです。

全部床義歯は、支える歯が1本もないため、義歯を外すと歯のない土手状の歯肉の部分＝顎堤《がくてい》だけとなり、口腔の清掃はかえって容易です。前述したように、誤嚥性肺炎のリスクも高くありません。

ただ、厄介な面もあります。義歯を安定させる要素は、顎堤への適合と義歯周囲の軟組織、つまり、口唇や頬、舌の機能運動に協調した形にすること、および、厳密な咬合調整（これはブリッジやインプラントなども同様ですが）です。特に全部床義歯では、咬合調整が不十分だと義歯がすぐ不安定になるため、顎堤の粘膜にあたって痛みや潰瘍を生じることがあります。また、製作過程の中では、周囲組織の動きと調和させるために辺縁形成（義歯の縁《ふち》の形や長さを、頬や唇、舌の動きにあわせて形作ること）という操作が必要とされます。

実際のところ、義歯にはさまざまなタイプがあり、それらの特性を理解することが治療効果に大きく関与します。義歯治療は簡単ではありませんが、義歯の不調を放置しておくと通常の咀嚼機能を保持できなくなり、口腔機能低下に陥ります。義歯に不調がある場合は、状態を確認して不調を取り除くことが肝心です。そうすれば、口腔の筋力を回復させ、口腔機能低下から脱却することができると考えられます。

## 「インプラントオーバーデンチャー」とは何か

全部床義歯に対して、インプラントを1～2本埋入し、それで取り外し可能な義歯を固定する方法を「インプラントオーバーデンチャー」といいます。全部床義歯では固定源がないため、どんなに優秀な義歯でも口が機能するときにはわずかに動き、患者はその動きをコントロールしながら使うことになります。その動きが格段に小さくなるので、義歯自体をやや小さくでき、使用感もいいのです。

歯科研究の世界では、どういう治療を患者に施すべきかを科学的な根拠をもとに議論し、研究者の間の共通認識として合意（コンセンサス）した上で、声明（ステートメント）を出すことがあります。２００２年に発表された有名なMcGill consensusでは下顎無歯顎に埋入された2本のインプラントを用いたインプラントオーバーデンチャーが、下顎無歯顎に対する治療法の第一選択であると発表されました。さらに、２００９年に発表されたYork consensusでも、２本のインプラントによるオーバーデンチャーが、機能回復、患者満足度、コスト、治療に要する時間の観点から、大半の症例において最も優れたゴールドスタンダードと考えられる、としています。

インプラントオーバーデンチャーについては盛んに臨床研究が行われており、良好な結果が発表され続けています。高齢者において、う蝕にもならない、歯周病の管理も容易な機能回復の手法になると考えられます。

# 6-4 歯の欠損を放置していたらどうなるか

## 歯を失う悪循環を防ぐ

ここまで義歯について見てきましたが、そもそも歯を1本失ったとき、なぜそこに義歯を入れる必要があるのでしょうか。

図6-6は、ほとんどすべての歯学部学生が義歯に関する授業で使っている図です。ここでは、下の左から2番目の歯（下顎第一大臼歯、いわゆる6歳臼歯）が抜けて、その後に義歯を入れることなく放置していた状態を表しています。

どうなるかというと、各歯の矢印が示しているように、両隣の歯が倒れかかってきて、さらには、かみ合わせ相手の上顎の第一大臼歯が下に突出してきてしまいます。つまり、失った歯の上

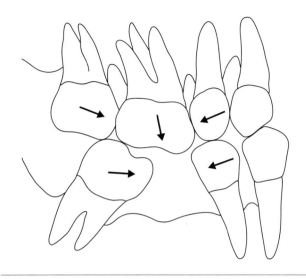

図6-6　歯が抜けたところを放置しておくとどうなるか

下左右に隣接する歯が、空いてしまったスペースを埋めるかのように移動してくるのです。この図は、28本の中で最も早くなくなると考えられている下顎第一大臼歯（平均53歳くらい）の例ですが、他の歯が失われた場合でも似たような動きが見られます。

このことからわかるように、歯は歯列として、咬合（かみ合わせ）と連続性（隣の歯との接触）を保っておくことが重要なのです。歯が抜けたまま放置しておくと、歯の移動や摩耗が生じ、かみ合わせが狂い、特定の歯に負荷がかかります。

また、歯並びが悪くなることによって、プラークが溜まりやすくなりま

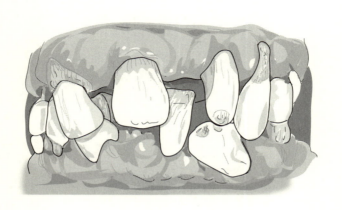

図 6-7　咬合崩壊の様子

す。プラークによる歯肉の炎症と、先ほど述べた特定の歯への負担に伴う歯周組織の損傷により、歯周病は急速に進行し、さらに歯を失うことにもなります。そして、次々と歯を失う悪循環を招き、かみ合わせは崩壊してしまいます。これを**咬合崩壊**といいます。図6−7を見てください。実際のケースをイラスト化したもので、多くの歯が失われており、現存の歯も倒れていたり、突出していたりと、歯の位置や向きが乱れています。かみ合わせに関しても、上下の歯の確定したかみ合わせがありません。この悪循環を断ち切るために、何らかの手立てを施す必要があり、それが義歯による治療なのです。

このように歯を失った際に義歯を入れたり、かぶせ物をしたりするなどの人工的に歯

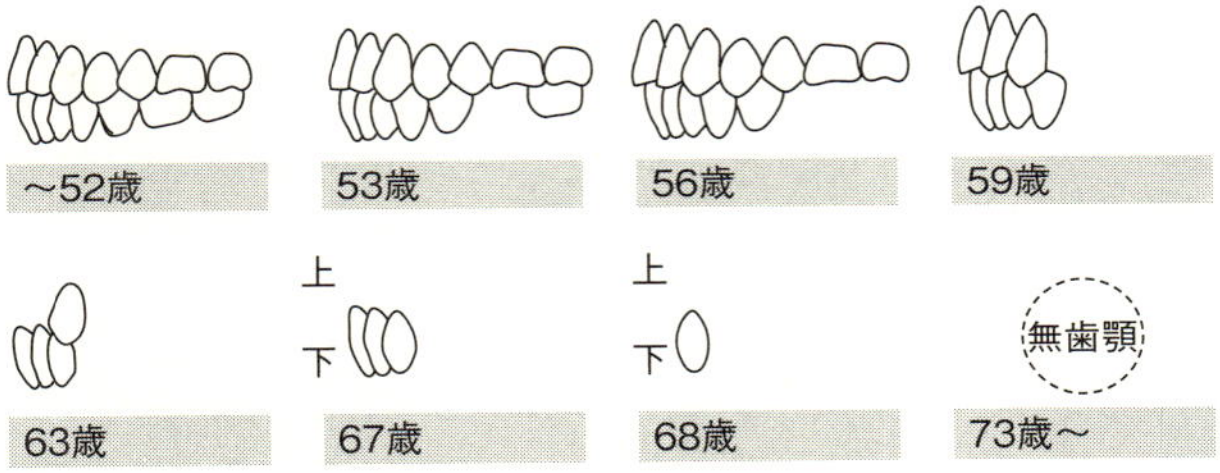


**図 6-8　平均的な歯牙の喪失過程**　＊『補綴臨床 別冊　エイジングと歯科補綴』（医歯薬出版, 1999）より引用

を補う治療を補綴歯科治療といいますが、その目的は咀嚼・発音などの機能の回復、審美性の回復に加えて、残存組織の保護という重要な役割があります。これこそが、歯の欠損を放置しておくことによって生じるさまざまなトラブルを防止できる有効な対策なのです。

図６-８は、歯科疾患実態調査（１９９９年）に基づいて描かれたイラストで、今より歯を失う年齢が早かった頃のものです。下顎の大臼歯をすべて失う56歳くらいから咬合崩壊の兆候が始まり、59歳ごろには臼歯部での咬合がなくなっている人の例を示しています。さらに、67歳で上顎が無歯顎になり、73歳で完全に無歯顎になっていることがわかります。

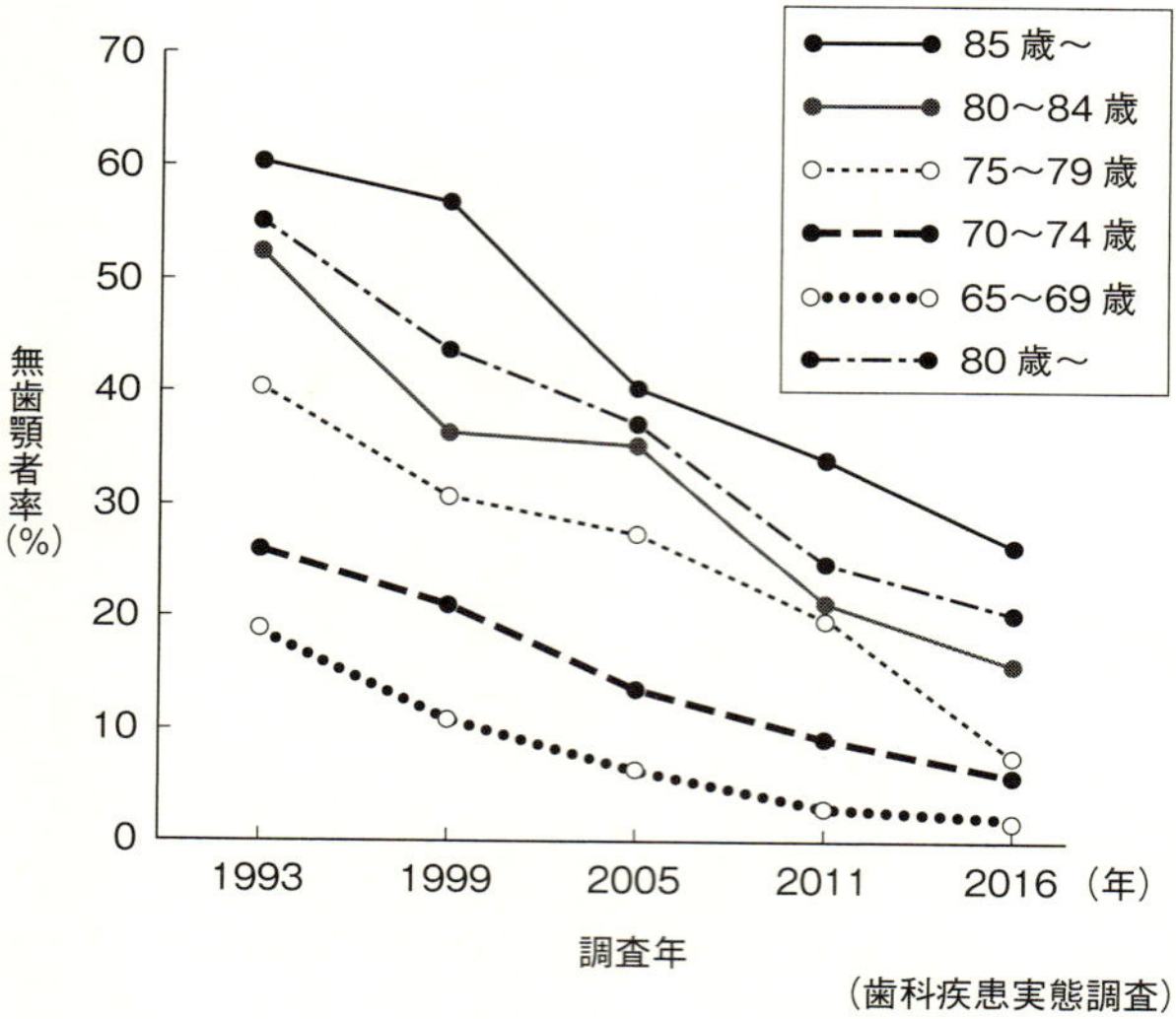


**図 6-9　歯が 1 本もない人の割合の推移**　＊市川哲雄，大川周治，大久保力廣，水口俊介　編．無歯顎補綴治療学 第 4 版（医歯薬出版，2022）より

ただし、図6-9を見てみると、無歯顎者率は減少傾向となっています。

歯を失う年齢が高くなる、つまり、年齢が高くなっても多くの歯が残っているのはよいことです。高齢でさまざまな全身疾患を有する患者の咬合崩壊の治療は大変困難なので、できるだけ歯を失う人が少なくなるよう、高齢期に入る前から気を付けておかなければなりません。40～60代の人には特にそのような認識を持ってもらうことが大切で、気づきが得られるようなシステムの構築が望まれます。

## 理想的なかみ合わせとは

では、適切な咬合とは、どのような状態でしょうか。4つのポイントをまとめました。

①かみ合わせの高さ（咬合高径）が適切であること。咬合高径が低いと、顔の下半分が狭く見える、いわゆる老人性顔貌となってしまいます。そのため、義歯を作る際、咬合高径を無理のない範囲で高くすることが求められます。

②上顎に対する下顎の水平的位置（下顎位）が適切で、顎の関節とも調和していること。顎の関節は回転運動と前後左右の滑走運動ができるという、人体の中でも非常に特殊な関節です。この位置は座標の原点なので、これがずれていると、筋肉や顎の関節が「ここでかみ合わせたい」という位置とは違ったところで歯がかみ合ってしまうので、かみ合わせたときや咀嚼したときに顎の関節や筋肉にストレスがかかってしまいます。

③適切で審美的な咬合平面であること。この咬合平面を正確に説明するとやや専門的になってしまいますが、わかりやすさのためにあえて平易に表現するならば、上下の歯をかみ合わせたとき

の先端部分の横のラインを想像してください。上下の顎がかみ合ったとき、かたい物同士が接するのはここだけなのです。したがって、面に段差がある場合などはそこで大きなストレスが生じてしまい、歯や顎の関節に障害が生じます。また前歯では笑ったときなどの歯の見え方に影響しますので、審美的には重要な要素です。

④適切なガイド（誘導）が存在すること。口を自然に閉じながら下顎を前後左右に動かしたときに、通常の歯列を有する人は前歯と犬歯同士が接触しながらずれていき、大臼歯は接触しません。すなわち関節から遠いところで接触することにより関節にかかる負担を軽くしているのです。ところが総入れ歯ではすべての歯が当たりながら滑り、力のかかる量や方向を分散させることで義歯の動揺を最小限にします。顎関節の安静より義歯の安定を優先しているのです。

## 義歯の扱い方と誤嚥性肺炎

これまでに、口の中の汚れが誤嚥性肺炎の原因となり、口の中をきれいにすることで誤嚥性肺炎を防ぐことができる、ということを述べました。

高齢の人は義歯を装着していることが多いので、当然のことながら、義歯の汚れにも注意を払わなければなりません。

歯に付着するプラークと同じように、義歯にはデンチャープラークが付着します。粘膜や歯肉など、表面がやわらかい物に対しては細菌が付着してもすぐに剝離してしまうので、増殖してプラークを形成することはないのですが、歯や義歯など、かたい表面では形成されてしまいます。

歯に付着するプラークはう蝕や歯周病の原因になりますが、デンチャープラークは義歯の下の粘膜に炎症（義歯性口内炎）を引き起こす原因となり、義歯から遊離した細菌は誤嚥性肺炎の原因となります。したがって義歯の清掃や義歯の取り扱い（義歯ケア）は大変重要です。にもかかわらず、その科学的なガイドラインが作成されたのは２０１１年と、比較的最近のことなのです。

ここで、そのガイドラインが出されたアメリカに目を向けてみましょう。アメリカでは無歯顎者の割合は減少を続けていますが、人口自体が大きく増加しているため、今後数十年間に関しては無歯顎者の数は変わらないか、増加していくと考えられています。日本でも無歯顎者の割合は年々減少していますが、高齢者人口自体の増加により、当面、実数はさほど減少しないのではないかと考えられます。

２０１１年にAmerican College of Prosthodontists（義歯やインプラントの専門家である補綴歯科専門医の教育や認証を行っているアメリカの団体）は、補綴歯科専門医から一般の歯科医への発信として、これまで明確にされていなかった義歯のケアについて、エビデンスに基づいたガイドラインを策定し（Evidence-based guidelines for the care and maintenance of complete dentures[*4]）、アメリカ歯科医師会雑誌に発表しました。これは全部床義歯（総義歯）に関するガイドラインです。

部分床義歯（部分入れ歯）のケアについては、義歯の汚れや適合だけでなく、支台歯の歯周病やう蝕に関することも重要になります。ただ、部分床義歯の場合も、義歯ケアに関してはほぼ変わりはないので、全部床義歯か部分床義歯かにかかわらず、このガイドラインを可撤性義歯全体に拡大し理解することで問題ありません。内容は多岐にわたりますが、詳細は成書に譲るとして、ここでは、一般の方に特にこれは知っておいてほしい、というポイントをいくつか、やさしくまとめたいと思います。

まず、義歯の表面に付着した細菌、歯垢が口腔内に長時間留まって膜のようになった「バイオフィルム」を毎日、注意深く除去することです。このことが、義歯性口内炎を最小にして、良好な口腔および全身の健康を得るために最も重要だとしています。

この点に関連して、ガイドラインでは無歯顎者の口腔の健康は、ＱＯＬ、栄養摂取、社会的相互作用、全身の健康状態に関連する有意な因子であるとしています。疾患のない健康な患者でも、全部床義歯のバイオフィルムは義歯性口内炎に結びつきますが、全身状態が低下している患者、特に要介護高齢者の場合はなおさら注意が必要です。

では、具体的に義歯を使っている人は何をすればよいのでしょうか。ガイドラインでは、バイオフィルムや潜在的に有害な細菌・真菌のレベルを低下させるために、義歯装着者が行うべきことを具体的に示してくれています。

たとえば、「義歯は毎日、研磨性のない効果的な義歯洗浄剤を用い、ブラッシングと浸漬を行うべきである」とあります。なお、私たちは義歯洗浄剤と言うと、つけ置き用の洗剤を想像しますが、ここでは義歯をブラシで洗う時に使う洗剤と、つけ置きの洗剤の両方を指します。

義歯の材質はかたくてツルツルしているため、何も浸み込まないと思いがちですが、長年使用したプラスチックの弁当箱に洗っても取れないシミや黄ばみが残るように、義歯の材質であるアクリリックレジンの中に、ごくわずかな有機物が浸み込んでしまいます。義歯洗浄剤は、このような表面についた有機物を化学的に分解・洗浄する役目があるため、毎日使用することで汚れの沈着を減らすことが可能になります。

ただ、義歯洗浄剤に浸けただけでは、義歯表面についたバイオフィルムを除去することはできません。そのため、ブラシによる物理的な除去も必要なのです。

なお、ここで注意してほしいことがあります。義歯の洗浄に歯磨き粉を用いる人もいますが、これはＮＧです。歯磨き粉には研磨剤が入っているので、義歯の表面に傷がついてデンチャープラークの付着を促進してしまうからです。そのため、「研磨性のない」義歯洗浄剤を用いる必要があります。

日常的な義歯のメンテナンスとして、睡眠前に義歯を取り外し、研磨性のない洗剤とブラシでやさしく汚れを落とし、一晩、義歯洗浄剤に浸漬する、という正しい方法を、ぜひ実践してください。日本大学の飯沼利光教授らの研究では[*5]、85歳以上の人々において、嚥下困難と睡眠中の義歯装着が深刻な肺炎イベントのリスクを2・3倍高くしたと報告しています。嚥下機能に問題がある人は、汚れが付いたままの義歯を装着して就寝することは、絶対に避けてください。

このほかにも、ガイドラインでは義歯の取り扱いの方法が記載されています。紹介したものを含め、一部を表6-1にまとめました。中には「義歯洗浄剤は口腔外での義歯の洗浄にのみ用いるべきである」という、一見それ以外の方法が考えにくいものもありますが、これは実際にアメリカで、口の中に装着した義歯を洗うために義歯洗浄剤のタブレットを口の中に放り込んだ例があったそうです。まさに想定外の使用法ですが、考えられないことではありません。日本で普及している酵素系の義歯洗浄剤でも、使用する前に必ず用法を確認しなくてはいけません。

また、「義歯洗浄剤溶液で浸漬とブラッシングをした義歯は、口腔内に再度入れる前に必ずすすぎ洗いをしなくてはならない。必ず製品説明書に従う」などの説明もあります。洗浄剤の種類によっては塩素系を使用しているものもありますので、必ず水で十分にすすぐことが重要です。

さらに付け加えると、「義歯を煮沸してはいけない」というのもポイントです。ときどき「煮

| |
|---|
| **①口腔と全部床義歯の細菌・バイオフィルム（歯や義歯の表面に付着した歯垢）を毎日注意深く除去する** |
| **②バイオフィルムや潜在的に有害な細菌・真菌のレベルを低下させるために、義歯装着者が具体的に行うべきこと**<br>a. 義歯は毎日、研磨性のない効果的な義歯洗浄剤を用いて、ブラッシングと浸漬を行うべき。<br>b. 義歯洗浄剤は口腔外での義歯の洗浄にのみ用いるべき。<br>c. 義歯洗浄剤溶液で浸漬とブラッシングをした義歯は、口腔内に再度入れる前に必ずすすぎ洗いをしなくてはならない。必ず製品説明書に従う。 |
| **③弱いエビデンスしか存在しないが、経時的に蓄積されたバイオフィルムを減少させるために、義歯は定期的に専門家が超音波洗浄器を用いて洗浄するべきである**<br>（※著者解説：現在は義歯用の超音波洗浄器が発売されており、個人でも入手できるので、毎日洗うことをおすすめします） |
| **④義歯を煮沸してはいけない**<br>（※著者解説：ときどき「煮沸消毒」のつもりで煮沸する人がいるようです。義歯は大部分がアクリル樹脂でできているため、煮沸すると変形します） |
| **⑤次亜塩素酸ナトリウム漂白剤や次亜塩素酸ナトリウムを含む製品に 10 分以上浸漬してはならない** |
| **⑥義歯を口腔内に入れていないときには、変形を避けるために水中保存するべきである**<br>（※著者解説：何らかの理由で何日か外しておかないといけないときは、義歯洗浄剤に浸漬し、ときどき液を交換します。そういう場合でも、義歯を長期間にわたって口腔から外してはいけません。顎堤や残存歯の位置が変化して義歯が入らなくなるからです。<br>また、体力の回復にとって義歯の存在は必須なので、入院中でも必ず義歯を使用してください） |

**表 6-1　主な義歯の取り扱い**　＊Evidence-based guidelines for the care and maintenance of complete dentures より一部を要約（著者作成）

沸消毒」のつもりで煮沸する人がいるようです。義歯は大部分がアクリル樹脂でできているため、煮沸すると変形してしまいます。絶対にやらないでください。

これを機に、ご自身の義歯の使い方が間違っていないか、ぜひ確認してみていただきたいと思います。

## 義歯の安定と健康的な食事

ここまで自身の体の状態、つまり抱える疾患に応じて、歯科治療で注意すべきこと、そして、義歯を使った治療や取り扱いの注意点について見てきました。歯科の治療を受ける際に歯科医師が行っていることへの理解や、日常生活での義歯に関する疑問の解消に少しでも役立っていればうれしい限りです。本章をしめるにあたり、最後に義歯安定剤についても触れておこうと思います。なお、後ほど詳しく述べますが、通常、義歯は安定剤を使わなくても正しく機能するように作られなければなりません。ただ、在宅歯科医療など十分に歯科医療が届いていない場合には、一時的に義歯の性能を上げるのに必要なものと考えられるのです。

義歯安定剤は、義歯床（人工歯以外のプラスチックの部分）と粘膜の隙間を埋める製剤で、食べカスの侵入を防ぎ、義歯の維持安定を改善して咀嚼や発音を円滑にする役割があります。結果的に、患者の栄養状態や社会参加を改善し、一時的ではありますがオーラルフレイルに陥るのを防いでくれることにもなります。

義歯安定剤の効果に関する研究も行われており、たとえばイギリスのBartlett先生らは、食事メニューをコントロールされている全部床義歯患者を対象に、義歯安定剤の使用によって食事摂取量がどのように変わるかを調べました[*6]。義歯安定剤の使用前の食事摂取量と、使用した30日後を比較すると、果物、野菜、ビタミンＣの摂取量が大幅に増加しました。また、OHIP-edentという無歯顎者用の口腔関連のＱＯＬスコアを使用して測定した場合、患者の能力は30日間の使用期間中、有意に改善しました。この研究結果は、義歯安定剤の使用によって、まんべんなく食品を摂取でき、より健康的な食事をとれる可能性があることを示唆しています。

このほかにも、新しい義歯を装着したばかりの患者にとって、義歯安定剤の使用が義歯に慣れるのを助け、ＱＯＬの向上に貢献したという報告もあり、義歯装着者にとって有用なものであることが示されています。

図６‐10のグラフは、義歯安定剤（粘着剤）を使用したときと使用しなかったときの咀嚼時の義歯の動きと下顎骨の動きを、同一時間軸で示したものです。これによると、義歯安定剤を使用したほうが、義歯が下顎と一体となって動いていることがよくわかります。私たち歯科医師が義歯の機能を評価するときの第一の要素は「動かない」ことです。下顎に対して相対的な動揺が小さければ小さいほど、義歯を快適に使うことができるのです。

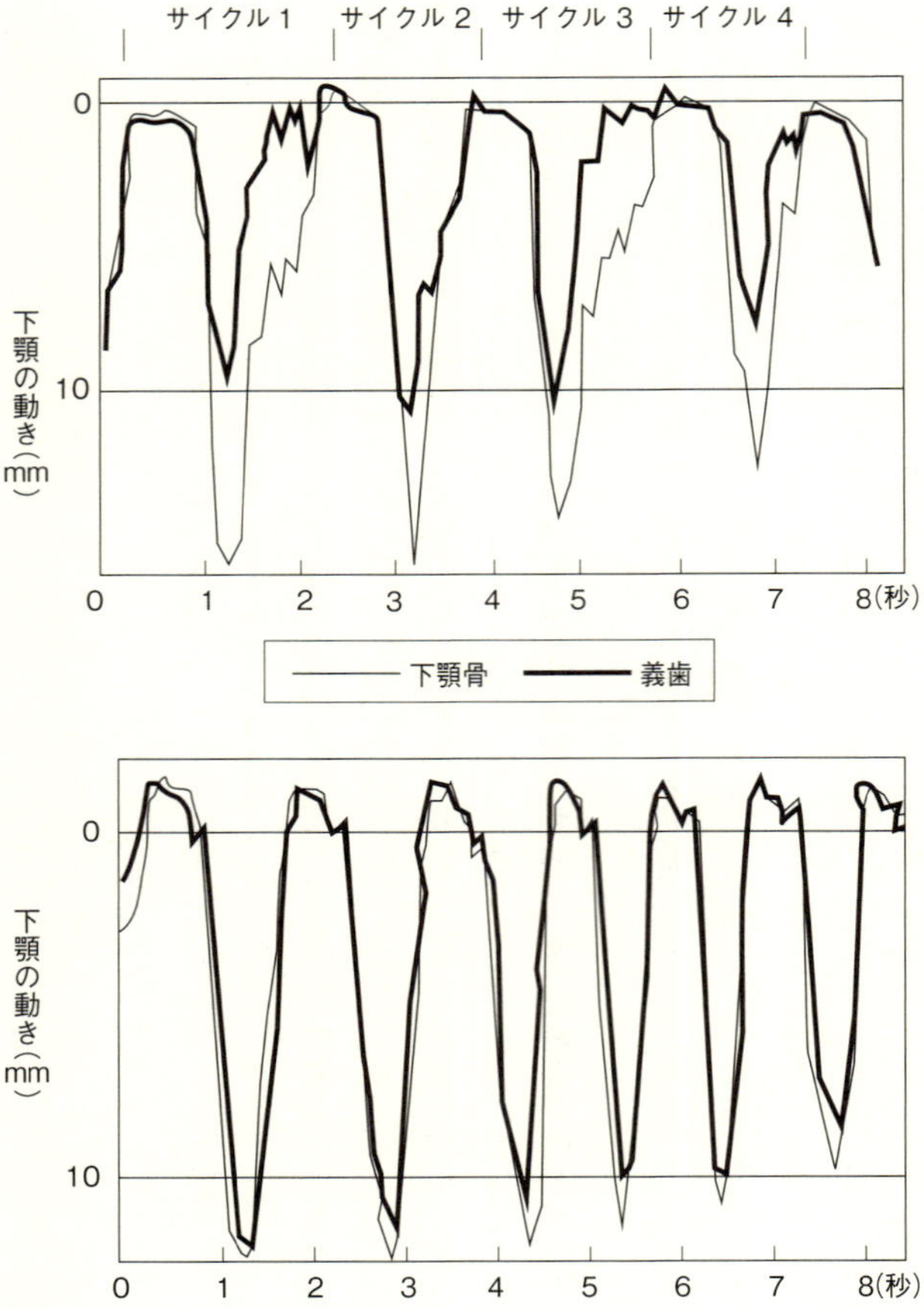


**図 6-10　義歯安定剤使用による咀嚼時の義歯の動きと下顎骨の動き**

上図：義歯安定剤を使っていない場合の義歯と下顎骨の動き

下図：義歯安定剤を使っている場合のそれぞれの動き

＊ Rendell, J. K., Gay, T., Grasso, J. E., Baker, R. A., Winston, J. L. The effect of denture adhesive on mandibular movement during chewing. *JADA*. 131, 981-986 (2000) より

しかしながら、通常、歯科医師は義歯安定剤の使用を推奨することはありません。それは、先ほど触れたように義歯は安定剤を使用しなくても十分な機能が確保されていなければならない、という観念に基づいているからです。つまり、本来、義歯は安定剤を使用しなくても、十分な維持と安定がなければならない、と教育されますし、そのようにできるはずです。

ただ、実際にはさまざまなタイプの患者がいて、すべての人に対して十分に満足してもらえる義歯を製作するのは大変難しい技術を要することなのです。前述の報告以外にも、多くの研究が義歯安定剤使用のメリットについて報告しています。ただその一方で、義歯安定剤を長期にわたって使用すると、後述のように顎の骨の意図しない吸収（骨が溶けること）や義歯の下の粘膜の炎症といった問題が生じます。したがって、義歯安定剤を長期連用せず、ピンポイントで活用する、という方法を考慮する必要があります。

## 義歯安定剤の種類と特徴

義歯安定剤は、大別すると粘着型と密着型（クッションタイプ）の２種類があります。前者は義歯粘着剤（粘着型）、あるいはDenture Adhesiveと呼ばれ、義歯を粘着力によって維持させるタイプで、水溶性高分子化合物（カルボキシメチルセルロースナトリウムなど）が主剤です。剤型としてはクリームタイプ、パウダータイプ、シートタイプがあり、いずれも口中の唾液などの水分で粘着性を発揮します。一般に、義歯安定剤というと、粘着型を指すことが多いです。長所は、流動性が高いため、義歯と粘膜の狭い隙間にまんべんなく流れてくれるので、位置によって高さが凸凹と変わったりせず、咬合関係が狂わなくて済むことです。

ただ、短所として、粘着性が強いため、粘膜に張り付いた粘着剤をきれいに除去するのがかなり大変なことがあります。うがいをしただけでは取れず、ティッシュなどでこすって取らなければなりません。張り付いたままにしておくと、そこに食べカスが付着し細菌増殖の温床になってしまいます。これについては、6ヵ月以上の長期使用についての研究がまだ不足しています。

他方の密着型、あるいはクッションタイプの義歯安定剤はホームリライナーといわれるもので、義歯を吸着力によって維持させるタイプで、酢酸ビニルが主成分です。実際には、弾力のある素材の薬剤を義歯の接着する部分にむらなく押し広げ、口に入れた後、ぐっと噛みしめることで吸着させます。これ自体に粘着力はありませんが、義歯と顎堤粘膜の間を埋めて適合をよくし、維持安定性を向上させてくれるのです。

長所は、幾分かの粘弾性があるため、文字通り〝クッション〟になり、咀嚼時にかたい義歯床が歯肉に不適切にあたることによる疼痛を軽減してくれることがあります。

短所としては、流動性が悪いため、適切な厚みにまでならず、結果的に義歯の咬合関係を狂わせてしまうことです。また、長期間の荷重の偏在があるため顎骨の吸収を促進させる可能性があります。さらには、含まれているエチルアルコールが溶出するとかたくなり、除去に困難が伴います。

全部床義歯の大家であるWoelfel先生による1968年の報告では*7、8年間ホームリライナーを下顎義歯に重ね付けし続けた62歳の女性の例が示され、それによると、8年の間に下顎骨は10ミリメートル吸収されていました。ほかにもいくつかのホームリライナー使用による顎骨吸収の報告があり、患者自身で取り扱うのが難しいため、アメリカの歯科医師会も日本補綴歯科学会も使用を推奨していません。

このように義歯安定剤には種類によってそれぞれに長所、短所があり、それを患者さんも歯科医師も理解しておく必要があります。

義歯安定剤は、日本で100億円以上、世界では600億円以上の市場規模といわれています。これだけ多くの義歯安定剤が使われているということは、逆に考えれば、義歯の不調に悩み、義歯安定剤を使う必要があると考えている人が多くいるということになり、義歯が専門の私としては大変責任を感じています。

また、歯科医師が義歯安定剤の使用について言及しないことが多いのに、これだけの量が消費されているということは、義歯使用に関する細かい情報や義歯安定剤に関する正しい情報が患者さんに届いているだろうかと危惧しています。というのも、義歯安定剤はスーパーや薬局で誰でも購入できますが、その使用方法は歯科医療関係者によって正確に指導されるべきであり、使用する際にはそれを守ってほしいと考えているからです。たとえば、次のようなことです。

・義歯の不調や維持安定の低下が起こったら、歯科医院で調整してもらうこと（多くの場合は咬合調整だけで済みます）。
・義歯安定剤は通院できない際の緊急避難的に用いること、あるいは、新調した義歯が慣れるまでの間のごく短い期間の使用に限定すること。
・義歯粘着剤やホームリライナーを漫然と使用し続けないこと。

これらを徹底するためには、歯学教育の現場で正確な情報に基づいて正しく教育し、歯科医師の義歯安定剤に関する評価を変えなければならないと考えています。さらに、そのためには義歯安定剤に関するさらなるエビデンスの蓄積も必要でしょう。高齢者の人口が増え続けている現代にこそ、積極的に実施すべき事柄だと思います。もちろんこの本を手に取っていただいた方には、歯科医師の意識が変わるのを待たずに、ここに書いた義歯の扱いの注意点などをどんどん実践し、口の健康、そして全身の健康を保っていただければ、著者としてもうれしく思います。

# 第7章

# 最新歯科技術はどこまで進んでいるか

# 7-1 歯科でも進むデジタル化

## デジタル技術の進歩と歯科

最近の科学技術の進歩により、歯科でもさまざまな技術が開発され、新しい知見が生まれています。ここでは、特にデジタル技術に関連したことについて紹介します。

デジタル技術について言及する際、十数年前までは「近年のコンピュータ技術の進歩にともない……」といった言い方をしていたのですが、最近ではあらゆる業界においてコンピュータ技術が浸透しているため、そのような表現は適切ではなくなってしまいました。ただ、歯科分野はコンピュータの恩恵を受けるのが遅かったため、最近になってその進歩を実感しているというのは、さほど大げさではありません。

一般に歯科の治療は、歯科医師が口の中を見て、レントゲン写真を見て、歯や粘膜を触診して、う蝕や歯周病だと診断したら、タービン（キーンと音がする機器のこと）で歯を削って、シリコンや寒天などで歯の型を採る（＝印象採得、印象を採るといいます）、という流れで進みます。この過程の一部をサポートするデジタル技術が、ようやく最近になって確立しました。

そもそも歯科におけるデジタル技術は大きく2つの分野に分けることができ、一つは診断の部分、もう一つは治療の部分になります。

一つめの診断の部分は、直接見て触って診断をするのが最も早道なので、デジタルの視点ではあまり取り上げるトピックがありません。一部の大学では、スマホで口の中を撮影してう蝕や歯周病の診断をするアプリなどを使っていますが、まだ一般的とはいえません。

もう一つの治療に関する部分では、いくつかのプロセスでデジタル技術が導入されています。たとえば、歯の型を採る作業は、画像センサーによって3次元的にすぐ取得できるようになっています。次節で詳述しますが、この部分の進歩は全く画期的といってよいでしょう。画像として捉えるところまでなので、歯肉の下の見えないところまで流れ込ませて採るシリコン印象材のようにはいきませんが、実に正確で、3ユニットのブリッジ程度であれば十分な精度を確保できます（3ユニットとは、1本の歯が抜けた後に両隣の歯を使って構成する3本のブリッジのことをいいます）。

このほかにも、デジタル化によってさまざまなメリットがもたらされています。

## 義歯の形のデータベース化

医療や創薬の分野では、データベースの作成をすることで、多くの研究者がそのデータを利用できるようになり、ＡＩなどでビッグデータを分析することなどに使われたりしています。そして、私どもの研究室では、義歯の形をデータベース化する研究を行っています。このことに関しては賛否いろいろありますが、メリットとしては、治療の過程で生じた画像や模型、あるいはそれらを統合した診療データがデジタル化され、必要な事項を必要なときに抜き出せることが大きいと思います。

たとえば、歯がすべてなくなった人が使う全部床義歯は、人工歯と義歯床しかなく、支えにできる歯がありません。それでも口の中で安定させて、口や舌などを動かしてもすぐに外れないようにするためには、唇や頬や舌の動きの邪魔にならず、調和した形にする必要があります。また、義歯は、装着したときの快適性だけでなく、顔立ちにまで関わってくるということも知っておかなければなりません。

つまり、義歯の製作には、歯科医師の高い技術と経験が求められます。たとえば、①唇や頬や舌の動きにうまく調和させる、②上下の歯がないところで、セオリーに沿った位置にかみ合わせを決める、③人によって違う口の形や頬のふくらみに合うように、歯を並べる位置を決める、などです。どれも難しい作業ばかりなのです。

したがって、患者のみなさんが使用していて具合がよいという義歯の形をデータベース化し、それらの多くに共通する部分や患者固有の部分を抽出することにより、義歯のクオリティのボトムアップを図ることができ、経験豊富な歯科医師ではなくても、患者に最適な義歯を作れるようになると考えています。

現在、良好な機能を営んでいる義歯をお借りし、その形をスキャナーで読み込んで、データベース化する取り組みを進めています。義歯の形は複雑で精緻なので、どの情報を特徴としてピックアップし、データとして蓄積していくかがこれからの課題だと考えています。

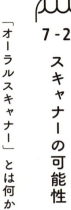

# 7-2 スキャナーの可能性

## 「オーラルスキャナー」とは何か

歯の治療というのは、歯を削って、型を採って、かぶせ物や義歯を作って入れる、ということです。

この中の「型を採って」というのは、口の中で取り回しができるような画像センサーが必要です。今では１センチメートル四方くらいのヘッド（歯の切削に使用するタービンのヘッドとほぼ同じくらい）で、歯の形を正確に３次元データとして取得できます。連写するように画像を取得し、３次元データとして連結させながら、１本の歯のデータを完成させるのです。この画像センサーは「オーラルスキャナー」と呼ばれています。

ただ、かぶせ物を作る場合は、その歯だけの画像を取得すればよいわけではありません。かみ合わせや、歯列の中での適切な形態を作るためには、顎全体の歯の3次元データを取得しなければならないのです。

その点で、オーラルスキャナーの精度はかなりよくなりましたが、顎全体を高精度にスキャンするには、まだ少し不十分です。また、全部床義歯の場合、やわらかい粘膜や頬、口唇、舌といった動く器官を、その機能的な動きまでをも反映させるような記録が必要です。

そこで、現時点で、私たちのグループでは次のような方法をとっています。まずオーラルスキャナーで採得したデータから、仮の義歯のようなものを作った上で、口の中にはめて、かみ合わせや義歯の辺縁を調整します。そして、それを用いて実際の口腔内で印象採得と咬合採得（正しいかみ合わせの記録）を行います。その上で、これらの作業で得られた義歯の形を技工用のスキャナーで3次元スキャンし、義歯を製作します。もし、今後オーラルスキャナーの精度が上がるなどすれば、印象採得と咬合採得のステップは不要になるかもしれません。

義歯は毎日使うものであり、咀嚼だけでなく発音や審美にも影響するものなので、歯科医師の知見や経験、技術もうまく活用する「マンマシンシステム（人とマシンそれぞれの特徴を生かして機能するように考えられた組み合わせ）」でないといけないと思います。デジタル技術を使って、より良い義歯を作る研究を、今後も進めていきたいと考えています。

余談となりますが、スケールはだいぶ違うものの、昔は（60〜70年以上前だと思います）地図を作る際、ステレオカメラを積んだ飛行機で上空から地上の連続写真を撮り、それらの写真データを、パスポイントを使って連結させて地形のデータを得る、ということが行われていました。ただ、今は人工衛星を使ったＧＰＳがあるので、その方法は用いていません。

実は、私は大学院時代に写真測量を専門にしている研究室で勉強させてもらっていました。そのため、現在ではその原理が口の中に使われているのを見ると、大変感慨深いものがあります。若い頃に3次元データを扱う研究室にいたことが、歯科領域で、義歯の製作にデジタルを活用できるのではないか、と考えるに至った理由でもあります。当初は、私だけでなく、複数の研究者が研究していましたが、日本でやり続けていたグループは他になかったのではないかと思います。近年、欧米に後れをとっていた日本でもようやく認識され、技術開発が進んできました。

## 歯科医院に通えない高齢者にも対応？

このオーラルスキャナーの有用性は、超高齢社会の日本が抱える課題の解決の一助になるかもしれないとも考えています。義歯を作る現場では、場合によって在宅の患者を訪問して義歯の型を採ることもありますが、これはハードルの高いことでした。型を採る印象材が奥までしっかり流れ込まなかったり、1回でうまくいかなかったりすることもあり、そのトライアンドエラーがやりにくいからです。

しかし、スキャナーなら、うまくいかなくても、再度その部分をスキャンすればよく、印象材がのどの奥に流れ込む心配もありません。加えて、そのデータをセンターに送れば、歯科医師と歯科技工士と、それを補佐するAIが義歯の形を決めてくれます。試しに装着してみるプロトタイプの義歯を3Dプリンターで製作し、それを実際の患者さんで調整するという操作が必要にはなりますが、質の高い義歯をすべての在宅の義歯患者に適用することができます。

8020運動によって高齢者の無歯顎の患者の割合は減少していますが、80歳以上の2割弱の方々が無歯顎という報告もあり、80歳以上の人口を考えると患者の実数はかなりいると考えられます。そして、その多くは歯科医院には通院できず、訪問診療に頼らなければならないというのが現状だと思います。それらの高齢患者のためにも、オーラルスキャナーは意味のある技術だと思います。

## 7-3 3Dプリンターで変わる義歯の未来

ここまで述べたように、歯科の技術は日々進歩しており、それは3Dプリンターも然りです。

義歯の形のデータベースから、その患者に適した義歯の形のパターンが判明したら、口の型をオーラルスキャナーで採れば、その後は、３Ｄプリンターで義歯を作る、そんな時代がいまにもやって来ると著者は考えています。それくらい、３Ｄプリンターの技術の進歩は目覚ましいものがあります。現時点で最新の機器では、通常の義歯と同じくらいの耐久性を有する材料を扱えるプリンターや、白い歯の部分とピンクの歯ぐきの部分を同時に造形できるような複数材料を同時に使用できるプリンター、部分入れ歯のように金属とプラスチックが混じっている義歯を製作できるプリンターも開発されていると聞きます。

一方、材料については、義歯としての精度や強度がまだ十分ではありませんが、間もなく十分なものが開発されるだろうと思います。というのも、欧米ではデジタル技術を積極的に活用した義歯の製作が商業ベースになっており、近年、こうした技術の普及が、新規材料の開発に拍車をかけていると思われるからです。

臨床現場では、これまでも「スペアの義歯を作ってほしい」という要望がありましたが、実際のところ容易なことではありませんでした。しかし、３Ｄプリンターで義歯を作れるようになれば、元になるデータがあるため、スペアの義歯も簡単に作れるようになります。

新しい技術や機械の開発によって、これからの歯科技工も大きく変わっていくに違いありません。

## 7-4 デジタル×材料の変化が生み出すもの

これまで審美修復を目的に前歯で用いられていたかぶせ物は「メタルボンド冠（陶材焼付冠）」といって、金属を鋳造（溶けた金属を鋳型に流し込む）して土台となる形をつくり、その上に鉱物の長石や石英などを原料にした陶材と呼ばれる素材を焼き付けたものでした。ちょうど七宝焼きのようなものです。

これは微妙な色が出せる長所があります。ただ皆さんも陶芸体験などでご存じのように陶器は焼くと収縮するので、金属のフレーム上に陶材を焼き付けた際、接着している金属フレームの寸法も陶材の収縮の影響を受けて変形してしまう、という短所もありました。それに、芯になる金属自体も、鋳造により製作するので、鋳型の中で凝固する際に鋳造収縮が起こり変形します。この難関を職人的な技術で乗り越えて、正確な金属の芯（メタルフレームといいます）を作ったのちに、陶材の収縮というもう一つの関門を通り抜ける必要があるのです。そういうことから、特に多くの本数によるブリッジなどの製作は、名人芸だといってもよいでしょう。

ところが、近年、ジルコニアという素材が使用されるようになりました。キュービックジルコニアということばを聞いたことがある人もいるかと思いますが、ダイヤモンドに非常によく似た輝きを持つ物質で、その硬度は、ダイヤモンドほどではないものの大変かたく、耐久性も優れています。

では、ジルコニアをどのようにして歯の形にするのでしょうか。実は、この素材は熱を加えても金属のように溶けないので型に流し込む（鋳造する）ことはできません。そこで、デジタル技術のＣＡＤ／ＣＡＭ技術（Computer Aided Design, Computer Aided Manufacture）を用いるのです。

英語表記を読むと、何となく雰囲気はつかんでいただけると思いますが、具体的に説明していきましょう。まず、かぶせるために形を整えられた歯の形をオーラルスキャナーなどで３Ｄデータにします。そのうえでかぶせ物の形を専用のソフトウェアでデザインします。

そして、その形を、ジルコニアを削って再現します。ただ、ジルコニアは、完全焼結した状態だと大変かたいため削り出すのに時間がかかります。またバー（ドリル）もすぐに消耗してしまうので、「半焼成」のまだあまりかたくない状態で削り出すのです。見た目は白いチョークのような感じで、半焼成の状態で円盤状にまとめられたジルコニアディスクが製品として販売されています。

そして、この半焼成の状態で削り出したジルコニアを焼結させて固めるところに、すごい技術が発揮されています。ジルコニアは焼結させるときにかなり収縮変形します。この収縮をコンピュータで予測しておき、焼結後にマイクロメートル単位でぴったりした形になるようにデザインして削り出すのです。個人的には、ジルコニアという極めてかたい物質でかぶせ物ができるようになったこと以上に、極めて高精度に変形を予測して製作していることに感動を覚えます。

## 7-5 コンピュータのガイドで手術も進化

インプラント治療の際には、歯科用CTで顎骨の3次元データを得て、どこにどの深さまで穴を掘ってインプラントを埋入するのが適切かを診断します。そして、それに合わせて適切な位置にドリルを誘導するためにサージカルガイドと呼ばれるものを製作します。これはマウスピースのような装置で、インプラントを埋入する位置に適切な深さ・角度の穴が開いています。それを患者の口腔内に固定して、埋入部位にアプローチします。

インプラントを埋入したい顎骨の奥のほうには、上顎であれば上顎洞（副鼻腔の一つ）、下顎であれば下顎管（動静脈や太い神経が通っている）があるため、埋入部位のシミュレーションはインプラント治療の成功や安全のためには必要な条件といえるでしょう。現在では、歯科用のCTが開発されてかなり普及していますが、それらを用いたシミュレーションを行ってくれる歯科医院での施術を勧めます。

また、埋入しようとする部位の顎骨のデータと、ステレオカメラで計測したドリルの位置をコンピュータ上で合成し、ドリルの先端の位置と下顎管の位置を歯科医師がリアルタイムで確認しながら施術できる装置ができています。リアルタイムなので、実物のサージカルガイドなどの邪魔物がなく、術野の制限がないため確実なオペができます。また、骨を削るときに十分に注水できるので、微妙な切削感を感じ取れます。すると埋入しようとする部位の骨の状態も確実に把握できるようになるのです。

経験豊富な歯科医師が歯を削るときは、対象歯をよく見て、削る歯の３次元データを頭の中に構築しておき、理想的に削った後の形をその中に投影しています。そうしてから、自分が持っているバーの先端がどこにあって、どう動かせばどう削れる、ということを自分の頭でシミュレートしながらやっているのです。この業界に長く身を置いてきた私としては、自分の頭の中で行われてきたことが、実際のシステムとして実現していることに深い感慨を覚えます。

## 7-6 歯を残す決断／抜く勇気——健康データ活用で最善を目指す

80歳までは通常の生活をしていた、という人の例を紹介します。

その人は80歳で要介護となり、自分では歯が磨けなくなりました。それまで20本以上の歯を持っていて、義歯は使っていませんでしたが、自分で歯が磨けなくなったとたん、根面う蝕が多発し、多くの歯を抜かなければならなくなったのです。そのとき、通常通り歯が抜けるかどうかが問題になります。全身状態や認知機能の状態によっては抜けないこともあるからです。この人のケースでは、食べる機能を回復するために、やむなく歯肉の下に埋まった歯の根を残したまま、その上に義歯を載せるような形で装着するという判断を下しました。

ただし、この状態では、義歯の下の残根は食べカスやプラークが付着し、歯周炎や歯肉炎になってしまい、ひどいときには顎骨炎になり、敗血症になってしまう場合もあります。つまり、歯を残したために、命まで脅かされる状態になる可能性もあるのです。

このような事例を、訪問診療の中で見かけることがあります。歯をできるだけ残すのは善です。咀嚼する力を保ち、好き嫌いをなくすためにも、好きなものを思う存分食べるためにも、適切に栄養を摂取して健康を保つためにも重要なことです。しかし、そのことに固執していると、抜いたほうがよいかもしれない歯を無理やり残し、本当に抜かなくてはならなくなったときに抜けなくなってしまう、という事態を招きかねません。

これを避けるためには、日頃から歯科医にこまめに通い、歯を残す、歯を抜く、の判断基準の変更やその変更時期について、歯科医師の適切な判断を求めることが大切です。

このことは、かなり以前から歯科医師の間では話されていたのですが、確たる証拠がないと説得力のある説明はできません。

そこで、医療と歯科医療があわさったパーソナルヘルスデータから、口腔内や歯科治療の情報と全身の健康データを同時に解析し、いつ頃には歯を抜くのが困難になるのかを、ある程度予見できるようにする仕組みが求められていると思います。そして、その患者にとって、何が一番幸福かという観点から、歯を残す決断／歯を抜く勇気を、歯科医師と患者が共有できればいいのではないでしょうか。

そのためには、歯を抜いたとしても、義歯を入れることによって咀嚼能力もＱＯＬも回復できるということを、歯科医師が保証しなければなりません。すべての歯科医師が優秀な義歯を作れるようにするため、優秀な義歯の形態をデータベース化し、それを新たな義歯製作に使用することは、今後一層、重要になるでしょう。読者の皆さんも、そういった最新技術がどこまで歯科医院で進んでいるか、正しい情報を得るようにしてみると、自分の健康にも役立つかもしれません。

# 第8章

# 健康長寿を口もとから

## 8-1 結局「歯磨き」ができていることが大切

健康長寿社会を達成するのは、簡単なことではありません。人間は死ぬ前の何年間かは、必ずといっていいほど要介護状態になります。平均寿命が長くなればなるほど不健康な期間が長くなるのは、残念ながら想像に難くありません。

そのような避けられない不健康に突入するタイミングを遅らせ、少なくともそれまでは健康で充実した生活を送るために、口が協力できることは何か、歯科医療者ができることは何か、皆さん自身ができることは何か、ここであらためて考えてみたいと思います。

「何をいまさら」と思われるかもしれませんが、口の健康管理の基本はやはり「歯磨き」、すなわち「プラークコントロール」です。

歯磨きは、要介護状態などの一部の人を除けば、ほぼすべての人が自分でできます。しかし、正しい方法を身に付けるためにはトレーニングをしなければなりません。

そのためのインストラクターが、歯科医院などにいる歯科衛生士です。歯垢が落ちたかどうかは歯垢染色剤（歯垢を染め出して、歯に残っている歯垢を確認するための液体）を使って自分でもチェックできますが、どうしても磨けないところはあるものです。歯科衛生士は、各人の磨き方を観察し、どこに問題があるかを指摘してくれます。そして、「このように歯ブラシを当てれば磨ける」ということを丁寧に教えてくれます。きちんと磨けるようになるまでは、何回か通院するとよいでしょう。

当然、自己レッスンも必要です。歯科医院では、今述べた磨き方の指導に関連して、歯並びにあった歯磨きの方法も教えてくれます。正しい歯磨きが生涯の習慣となるように、自分自身で長く続けられる方法を教えてもらい、日々実践していきましょう。

また、歯磨き指導とともに、歯科医師に歯周ポケットの深さを測ってもらって歯周病の有無をチェックしてもらいましょう。4ミリメートル以上の深い歯周ポケット、ポケット測定時の出血、それにかみ合わせが強すぎるために起こる咬合性外傷といった歯周病の兆候は、自分で確認することは難しく、歯科医師でないと検出できません。またX線写真を撮影する必要も出てくるかもしれません。さらに、ここで根面う蝕を早期に発見したり、フッ素による進行抑制を実施したりすることも可能です。そして必要な処置を受けた際、歯科医師から受けた指摘を忘れないように心がけましょう。

口の中をきれいにすることによって、さまざまな呼吸器系疾患のリスクを抑制することもできます。糖尿病や認知症にもよい影響があるかもしれません。定期的に歯科を受診することが非常に大切なのです。自治体から定期健診の案内がきたり、歯科医院から案内がくることもあるので、う蝕などの自覚症状がなくても受診するといいでしょう。

## 8-2 かかりつけ歯科医を見つける

高齢になってくると、さまざまな病気が現れ、医院を受診する機会が増えてきます。高血圧症になると、食事療法などはもちろんのこと、定期的な内科の受診により降圧剤が処方されます。脳梗塞や狭心症の既往のある方は抗血小板薬（血をサラサラにする薬）、高脂血症の方はスタチン製剤が処方されます。これらの病気を健診などで指摘された場合、ほとんどの人がかかりつけ医を見つけて、生涯にわたって管理することになります。

図8－1を見てください。年代ごとの医科外来、入院、歯科外来の受療率を示しています。実際の受療率も年齢が高くなるにしたがって高くなっています。

ところが、歯科医院の受療率に限っていうと、74歳までは徐々に増加しているものの、75歳以上になると下がっていることがわかります。本来ならば、オーラルフレイルを防ぎ、また根面う蝕や歯周病の増加・悪化を防いで、歯列を整備して快適な食生活と栄養摂取を保つことが必要になる後期高齢者の年齢です。おそらく、口に関する健康や困りごとは、ついでのこととみなしている人が多いのではないかと思います。

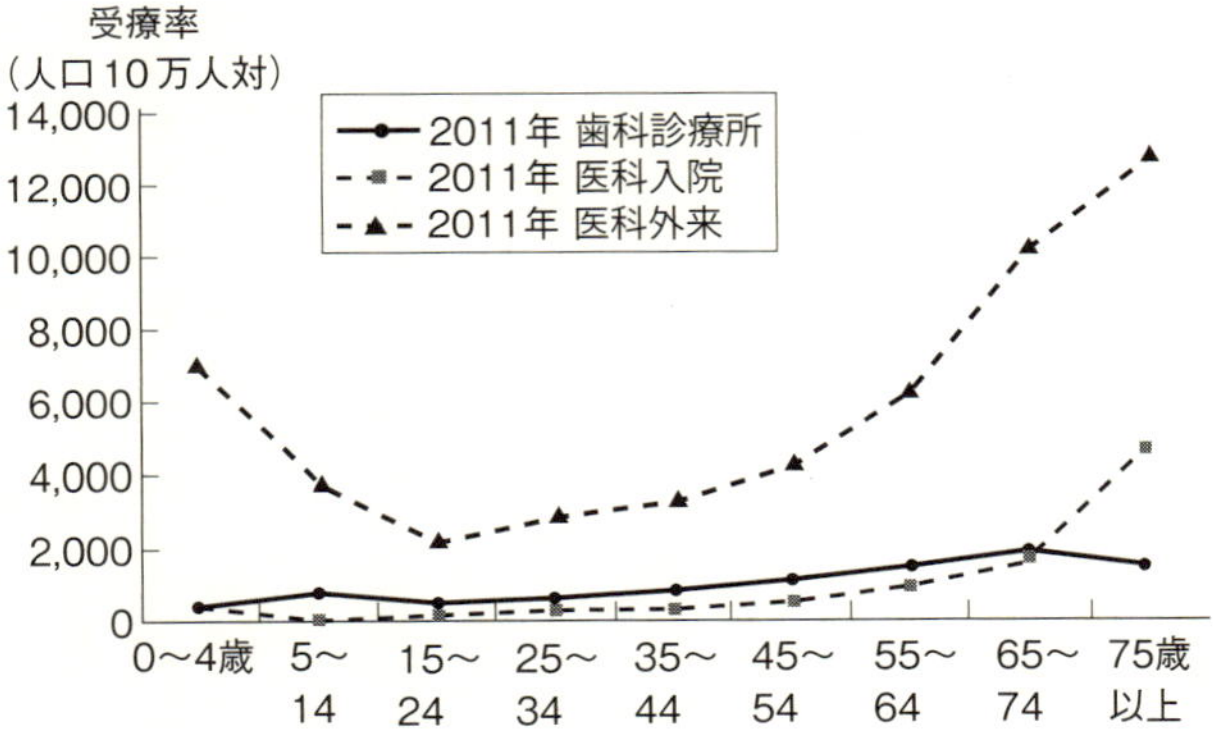


**図8-1　年齢別の医科受療率と歯科受療率**　＊2014年患者調査より

この状況を打破するためには、次の３つが大事だと考えます。

**①国民が口腔の健康の重要性を理解すること。**

**②口腔の問題点を指摘される機会を持つこと。歯科医師側の視点でいえば、高齢者対象の歯科検診システムを確実に推進し、受検率を上げること。**

**③口の健康への配慮をルーチンにするため、高齢者になる前から歯科検診を義務づける（生涯を通じたシステムを構築する）こと。**

生涯を通じた歯科口腔の検診システムを構築するのは行政の仕事ですが、

実際にお金を出して実施するのは主に企業です。社員の福利厚生のために、今以上のことを行うのは大変かもしれませんが、従来の健診の列に歯科検診を一列組み入れるだけと考えれば、それほど大きなことでもないと思います。もし、これらの努力のおかげで社員の健康が維持でき、生産効率が上がったり就業可能年齢が高くなったりすれば、企業にとってもプラスになるかもしれません。

加えて、この重要性を社会全体が共有することも大切でしょう。

そして個人レベルで重要なのは、これまで何度も強調してきましたが、歯科医院に通うということです。歯が痛くなくても、少なくとも半年に一度のペースで通うとよいでしょう。私の患者さんで問題点の多い方は、3ヵ月に一度来ていただいています。ぜひ「かかりつけ歯科医」を持ちましょう。

## 8-3 「口の健康」も「全身の健康」も自分次第

2025年になると団塊の世代が75歳以上の後期高齢者になることから、近年「2025年問題」ということばを使ってその影響などが懸念されていたこともありました。しかし、現在は、それに代わって高齢者人口がピークを迎える2040年が話題に上がるようになっています。

内閣府による『令和6年版高齢社会白書』[*1]によると、今後、65歳以上の人口はそれほど大きく変わらないにもかかわらず、15～64歳の人口は減少し続けると推計されています。２０２３年にはすでに1人の高齢者を約2人の現役世代が支えるまでになっていましたが、近い将来、1人の高齢者を約1人で支えるという状況がやってくるかもしれないのです。

したがって、介護が必要な期間をできるだけ短くし、医学的にも社会経済的にも自立した高齢者の多い健康長寿社会を実現することが不可欠だと思われます。

年齢が上がるにつれて、加齢が大きく影響するさまざまな疾患、たとえば、がん、高血圧、脳血管障害、骨粗鬆症などにかかるリスクが高まり、自分の頑張りや根性だけでは何ともしがたい状況が浮上してきます。また、社会経済的な格差が健康格差を助長することも考えると、医学的な要因だけでなく、社会的な要因も多数加わり、誰もが健康である健康長寿社会の実現や健康寿命の延伸は実に困難で、ほぼ夢物語のように思えてきます。年金も十分に給付されるかどうかといったことを考えると、あきらめの気持ちさえ出てくるかもしれません。

しかしながら、社会全体の健康は個人の健康から成り立っています。そして、個人の体の健康は、口腔の健康が大きく影響しています。口腔を健康に保つためのさまざまな努力（歯周病予防や根面う蝕予防、口腔機能低下予防など）は、これまで述べてきたように自分自身で習慣にすることができるのです。

この「自分で努力して習慣づけられる」ということが、口から健康長寿社会を達成するために、何よりも重要なポイントだと考えます。

# 実践編

# 今日から始める「正しい歯磨き」

本書では、「適切な口腔健康管理は、健康長寿のために必須である」という立場で、う蝕や歯周病をはじめとするさまざまなことを解説してきました。口腔健康管理とは、歯垢や歯石を除去して歯磨きを励行する「口腔衛生管理」と、歯科治療や舌の運動などで口腔機能を維持する「口腔機能管理」の2つで構成されます。

実際には、さまざまな事項の連鎖によって口腔の健康が保たれたり阻害されたりしますが、根源的な防御は、これまでの通り、「正しい歯磨き」です。実際に歯磨きがきちんとできているかを確認するため、歯垢染色剤で確認するのもいいでしょう。

では、正しい歯の磨き方について解説します。ここで紹介する手順にのっとって歯を磨いた場合の目安は10～15分です。また、歯磨きをする前には、デンタルフロスや歯間ブラシを使って、歯ブラシでは届きにくい歯と歯の間をきれいにしておきます。歯磨き後に行う人もいますが、現在は、歯磨き前に行うことが推奨されています。

なお、これから紹介する図1～8については、ライオン株式会社のホームページ「予防歯科から生まれたクリニカ」（https://clinica.lion.co.jp/oralcare/）内の図を引用のうえ、一部著者が変更を加えていることをお断りしておきます。

## 実践テクニック　その1

# 歯ブラシの動かし方

①基本的に、歯ブラシは5～10ミリメートルの幅で小刻みに動かしながら、1～2本ずつ磨く（図1）。

②歯の平らな面、つまり頬側に位置する歯の表面、舌側に位置する歯の裏面、上下の歯がかみ合うかみ合わせ面は、歯ブラシを横にして磨く面に対して90度にあて、横方向に動かす（図2）。

③歯と歯肉の境目は、歯ブラシを横にして45度にあて、横方向に動かす（図3）。

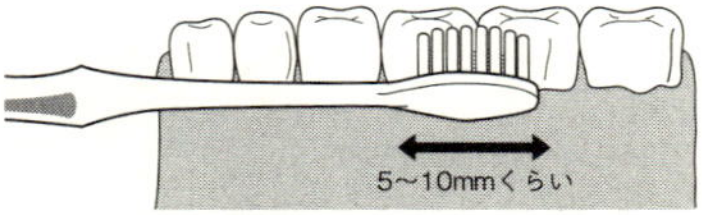


図1　5～10mmの幅で小刻みに動かし1～2本ずつ磨く

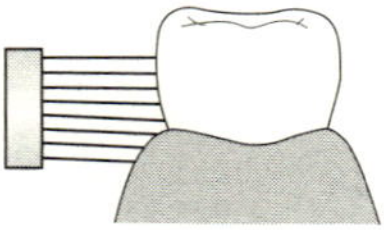

図2
歯の平らな面の磨き方

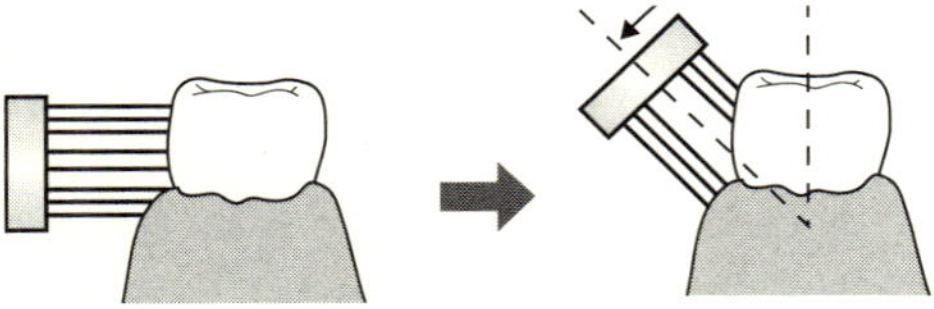

図3　歯と歯肉の境目の磨き方

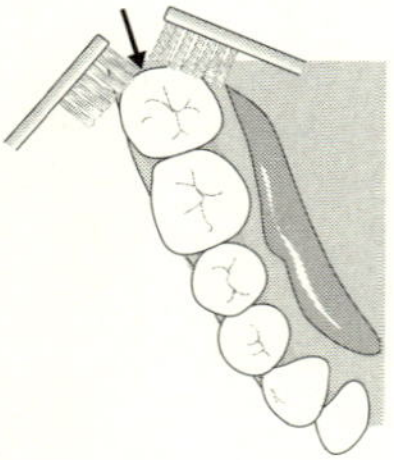

図5
最奥の奥歯の
遠心面の磨き方

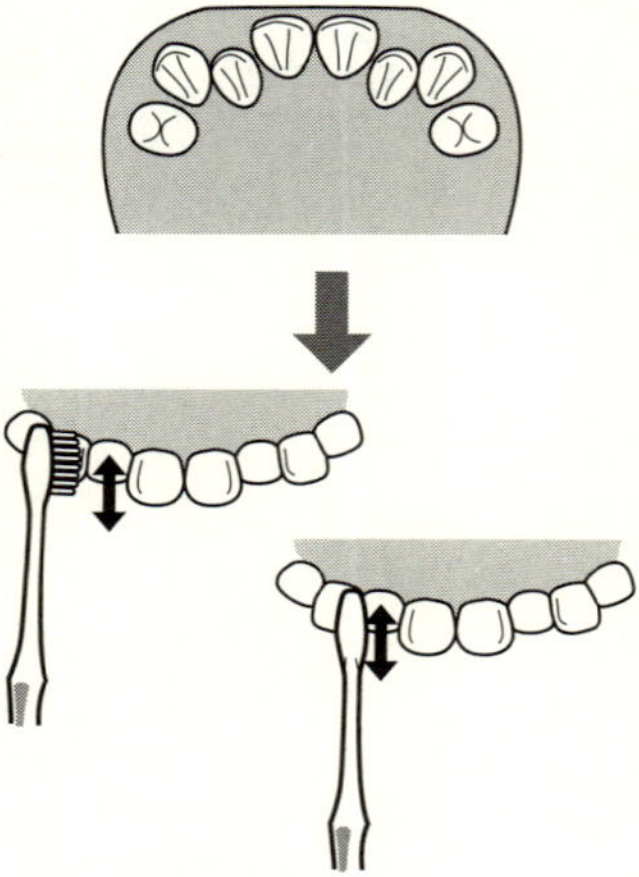

図4 歯並びに凹凸があるところ／
歯と歯の間の磨き方

④歯並びに凹凸がある部分や、歯と歯の間は縦方向に動かす（図4）。

⑤上の前歯の舌側（歯の裏面）は、歯ブラシを縦にして、つま先（歯ブラシのヘッド側）をあてて掻き出すように動かす。

⑥下の前歯の舌側（歯の裏面）は、歯ブラシを縦にして、かかと（歯ブラシの柄に近い側）をあてて掻き出すように動かす。

⑦最奥にある奥歯の奥側の面（遠心面）は、つま先を使い、歯の頬側と舌側の両側から磨く（図5）。

⑧奥歯は口を閉じぎみにすると磨きやすい。

実践テクニック

## その2 力加減

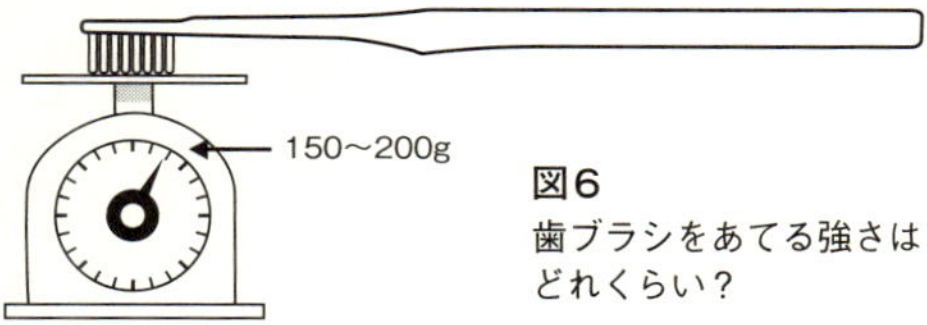


**図6**
歯ブラシをあてる強さはどれくらい？

①歯ブラシをあてる強さは150〜200グラム程度。歯ブラシの毛先が広がらないくらいの力加減で磨く。力が強すぎると歯肉が退縮してしまうので注意（図6）。

②歯周ポケットからは抗菌作用のある浸出液が内から外へ流れ出ていて、健康な歯肉であれば歯垢は溜まらないため、歯周ポケットの中まで磨く必要はない。

実践テクニック

その3

# 歯磨きの手順

正しい手順というものはありませんが、自分なりに磨く順番を決めておくと、磨き残しをなくして効率的に進められます。ここでは一例を紹介しますので、参考にしてみてください。

①上の歯の頬側を、左の奥歯→前歯→右の奥歯の順に
②上の歯の舌側を、右の奥歯→前歯→左の奥歯の順に
③下の歯の頬側を、左の奥歯→前歯→右の奥歯の順に
④下の歯の舌側を、右の奥歯→前歯→左の奥歯の順に
⑤上の歯のかみ合わせ面、最奥の奥歯の遠心面
⑥下の歯のかみ合わせ面、最奥の奥歯の遠心面

# いざ、実践……の前に6つのポイントも確認！

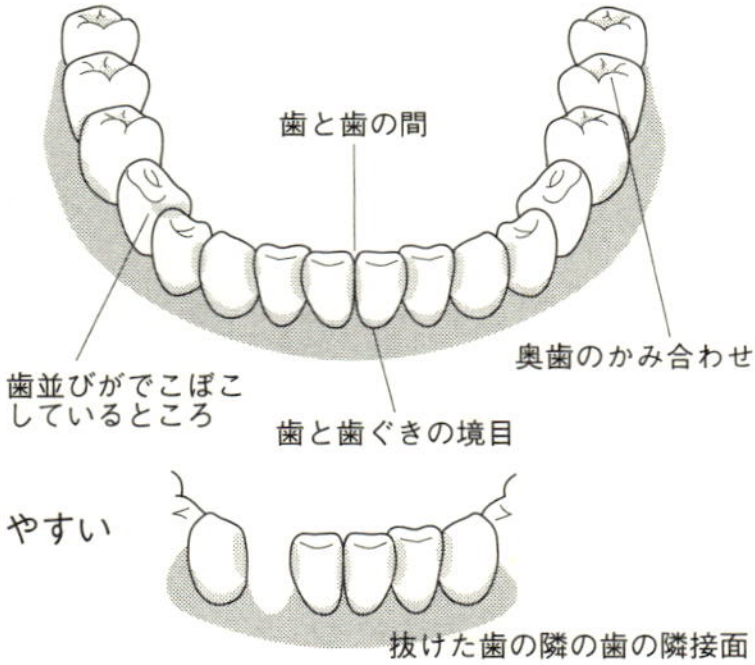


図7
歯垢の溜まりやすい
場所を意識

## ①毛先の広がった古い歯ブラシは使わない

新しい歯ブラシは毛が真っすぐでまとまっているため、短時間で効率よく歯垢を落とすことができます。毛先が少しでも広がると、歯磨きの効率が落ちるとされているので、少なくとも1ヵ月に1回は歯ブラシを新しいものに替えましょう。使い方や人によっては、もっと早く替えたほうがよい場合もあります。毛先の広がった古い歯ブラシから新しい歯ブラシに替えると、同じように磨いていても、歯垢の落ち具合がまったく違うと感じるはずです。

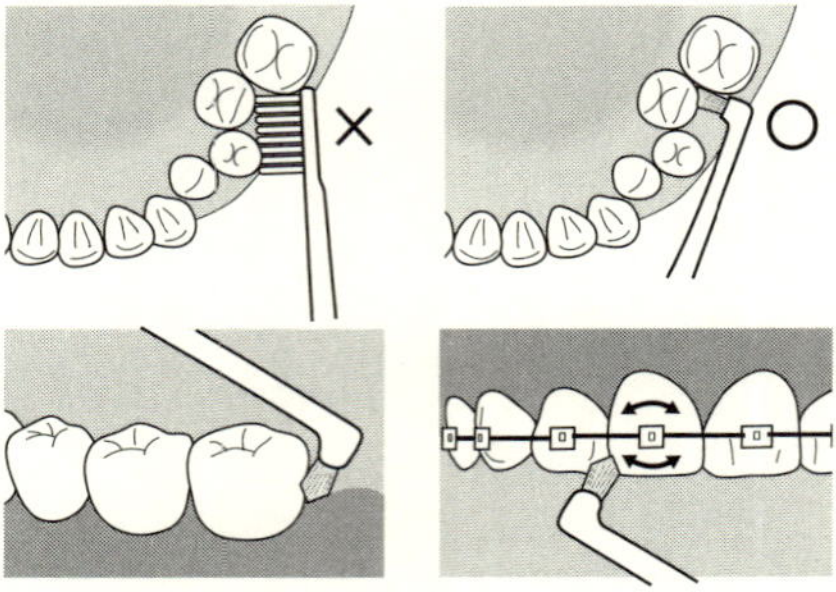

図8 タフトブラシなども有効に活用

## ②歯垢の溜まりやすいところはより丁寧に

歯並びは人によってさまざまで、時間をかけて完全に磨いたと思っても、意外に取りこぼしているところがあるものです。そのため、特に歯垢が溜まりやすいところを意識して、丁寧に磨くことが重要です。たとえば、歯と歯の間、歯と歯ぐきの境目、歯のかみ合わせ面にある溝です（図7）。

また、歯が抜けると、その隣にあった歯の隣接面も、歯垢を取り除きにくい部位です。これらについては、通常の歯ブラシだけでなく、デンタルフロスや歯間ブラシ、タフトブラシ（1つの毛束だけで構成されたヘッドが小さい歯ブラシ）をうまく使って、歯垢が溜まらないようにします（図7）。またこのほかにも図8のように歯並びが悪い所や矯正治療のワイヤーの周囲などもタフトブラシが有効です。

### ③デンタルフロスや歯間ブラシを併用する

ある程度の年齢までは、歯と歯の間が歯間乳頭と呼ばれる歯肉で埋まっているため、歯間に歯垢が溜まることはあまりありません。ところが、年齢が上がるにつれて歯間乳頭が退縮し、歯と歯の間に隙間ができてしまいます。その隙間に歯垢が溜まると、通常の歯ブラシでは取り除きにくく、これまで登場してきたデンタルフロスや歯間ブラシを使う必要があります。歯間ブラシは太さのサイズがいくつかあるので、隙間の大きさに合わせて適切なものを選びましょう。

### ④フッ素濃度の高い歯磨剤を使用する

高齢になると根面う蝕や歯間部のう蝕になる可能性が高まります。そのため、通常の歯ブラシで磨いた後、さらに、毛の細い歯ブラシを用いて、１５００ppm程度のフッ素濃度の高い歯磨剤を歯間部に塗り付けると、う蝕防止の効果を高めることができます。

### ⑤1日1回は10〜15分かけて磨く

歯垢の中の細菌は、病原性を発揮するまでに約3日かかるといわれています。つまり、歯周病を防ぐには理論的には3日に1回歯を磨けばよいともいえますが、実際には、1回の歯磨きで歯垢を完全に落とすのは困難です。そのため、1日に少なくとも1回は歯垢をゼロにするつもりで、10〜15分かけて（デンタルフロスや歯間ブラシ、タフトブラシなどの時間も含めると20〜30分）丁寧に磨くことが大切です。

### ⑥定期的に歯科医（または歯科衛生士）に診てもらう

正しい歯磨きを毎日実践し、さらにデンタルフロスやタフトブラシなどを併用していても、磨き残しがまったくないとは限りません。歯並びなどによっては歯ブラシなどが届きにくいところがあったり、手の動きのクセでうまく磨けていない箇所があったりするものです。そういう見落としを少しでも減らすためには、歯科医師や歯科衛生士にチェックしてもらうことが有効です。定期的に見てもらって、個別の歯磨き指導をしてもらえば、適切な口腔衛生管理ができるはずです。第8章でも述べましたが、少なくとも半年に一度ほどのペースで通いましょう。

これらの6つのポイントも意識しながら、少し長い時間をかけて歯磨きを実践してみてください。日々の積み重ねが、口から始まるあなた自身の健康をつくっていくことになります。

また、「こういうときはどうすればよいの？」など、頭に質問が浮かんだ方もいるかもしれません。このあと、付録1と付録2で、歯磨きや、歯そのものについてよく受ける質問と回答をまとめてみました。それも参考にして、より効果的なデンタルケアに取り組んでください。

# 付録1

# 歯磨き よくある疑問 Q&A

付録1と2では、歯磨きや歯、歯科治療について、より理解を深めてもらうため、一般によくある疑問や、実際に受けたことのある質問を中心に、本書では説明しきれなかったことについてお答えします。特に決まりやエビデンスなどがないものは、臨床家の立場として個人的な見解も含めています。

## Q1 歯ブラシは何を選べばよいですか？

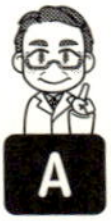


歯ブラシは毛のかたさやヘッドの大きさなど、さまざまな種類があります。人によって歯や歯ぐきの状態は異なりますが、主に次のことに留意して選ぶとよいでしょう。複数の歯ブラシ（一般的な歯ブラシとタフトブラシ、平切りの歯ブラシと先細毛の歯ブラシ、など）を組み合わせて使うのもお勧めです。

・毛のかたさ

歯ブラシの毛は、かたいほうが汚れを落とす能力はあります。ただ、あまりかたすぎると歯ぐきを傷つける恐れもあるので、中程度のかたさ（ふつう）が無難です。

・ヘッドの大きさ

歯のフラットな部分を磨くのであれば、ヘッドの大きいほうが一度に広い範囲を磨けるので効率的です。しかし、歯並びに凹凸のある部分や歯と歯の間、最奥の奥歯の後ろ面（遠心面）などは、ヘッドの大きい歯ブラシだと届きにくいので、ヘッドが小さいブラシやタフトブラシなどを併用したほうがよいでしょう。

口や顎の大きさなどによっても適切なサイズは異なるので、自分の使いやすい大きさを選んでください。

・毛先の形状

一般的な歯ブラシは、毛先が平たく揃えられた平切り（1本1本は、先端部分に丸みを持たせたラウンドカット）になっていて、歯の表面をしっかり均一に磨くことができます。それに対して、毛の先端にいくほど細くなっている先細毛もあり、これは歯と歯の間や歯と歯ぐきの間（歯周ポケット）にまで毛先が入り込めるので、細部まで磨くことができます。それぞれの特徴を生かして組み合わせましょう。

## Q2 電動歯ブラシを使ってもよいですか？

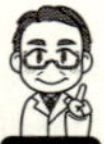

A

主に歯のフラットな部分を磨く際に、一般的な歯ブラシの代わりに電動歯ブラシを使ってもよいでしょう。

電動歯ブラシは、歯ブラシのヘッドが一定の圧力と速度で動くので、効率的に歯を磨くことができます。また、ヘッドを歯に軽くあてるだけなので、力がない人でも疲れることなく歯を磨けます。ただ、動きは画一的なため、歯と歯の間は磨きにくいなど、歯面へのあて方には工夫が必要になります。

## Q3　歯間ブラシやデンタルフロスは使うべきですか？

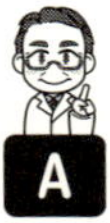


歯と歯の間や歯と歯ぐきの境目は歯垢が溜まりやすく、歯垢をきちんと落とせていないとむし歯や歯周病になるリスクがあります。そのため、歯間ブラシやデンタルフロスを使って、細部の歯垢を取り除くことが大切です。

どちらかというと、デンタルフロスですみずみまで手入れをするのは難しいかもしれないので、より簡単に使える歯間ブラシのほうがお勧めです。ただし、20歳くらいまでは歯間の隙間があまりないので、歯間ブラシの使用はあまり勧められません。その場合はデンタルフロスを使うようにしましょう。

歯ブラシと歯間ブラシの使う順番でいうと、歯間ブラシが先です。細部の汚れをしっかり落とした後、これまで紹介した歯ブラシで歯を磨くようにしてください。

「歯ブラシ・ツール」としては、歯間の歯垢を取り除く「歯間ブラシ、またはデンタルフロス」、歯のフラットな面を磨く「一般的な歯ブラシ、または電動歯ブラシ」、細部まで磨ける「先細毛の歯ブラシ」といったものを使い分けるとよいでしょう。さらに、歯並びが悪い人や奥歯の届きにくいところを磨く場合は、毛束が1つの「タフトブラシ」も有効です。

ちなみに、私自身は、歯間ブラシで歯と歯の間をケアした後、大きめの普通のかたさの歯ブラシ、または電動歯ブラシでひと通り磨き、さらに、先細毛の歯ブラシを使って細部まで磨くようにしています。

## Q4 歯磨剤は何を選べばよいですか？

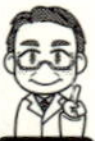

A フッ素（フッ化物）が配合された歯磨剤を使いましょう。日本では薬用歯みがき類製造販売承認基準によりフッ化物イオン濃度は1500ppm以下に定められていて（2024年7月現在）、実際には1450ppm程度までのものが販売されています。

子ども向けには500ppm、100ppmの製品があります。ただ、果物味のフレーバーが含まれているものなどは、子どもが誤って飲みこんでしまうリスクを考慮して、フッ素が含まれていないものがほとんどです。小さい子どもは歯磨きの習慣を身につけることも大事なので、どのような歯磨剤を使うかは、保護者が適切に判断しましょう。

歯磨剤には研磨剤が入っているものも多くあり、歯の表面についた飲食物などの汚れや歯垢を落とす効果があります。研磨剤によって歯が擦り減る恐れもありますが、ときどきは研磨剤入りのもので磨かないと着色してしまいます。なお、1回あたりの歯磨剤の量や推奨される年齢別のフッ化物濃度については次の質問で回答します。

## Q5　1回あたりの歯磨剤の量は、どれくらいが適当ですか？

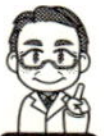

**A**

成人の場合、歯ブラシ全体を覆うくらいの量、つまり歯磨剤のチューブから1・5～2センチメートル出すくらいが適当とされています。これは歯磨剤に含まれるフッ素イオン濃度を考慮した量です。詳細は図1をご覧ください。これは歯科に関連する4学会が2023年にまとめたものになります[*1]。子どもの場合、歯が生えてから2歳までは米粒（1～2ミリメートル）程度、3～5歳は5ミリメートル程度、6歳以上は大人と同様に1・5～2センチメートル程度が推奨されている使用量です。なお、歯磨剤を乳幼児が誤って大量に食べたり飲みこんだりしないよう、使用方法、保管場所には十分気をつけてください。

| 年齢 | 使用量（図は約2cmの歯ブラシ） | フッ化物濃度 | 使用方法 |
|---|---|---|---|
| 歯が生えてから2歳 | 米粒程度<br>（1～2 mm程度）<br>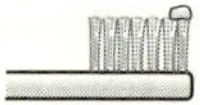 | 1000 ppmF<br>（日本の製品を踏まえ900～1000 ppmF） | ・就寝前を含めて1日2回の歯みがきを行う。<br>・1000 ppmFの歯磨剤をごく少量使用する。歯みがきの後にティッシュなどで歯磨剤を軽く拭き取ってもよい。<br>・歯磨剤は子どもの手が届かない所に保管する。<br>・歯みがきについて専門家のアドバイスを受ける。 |
| 3～5歳 | グリーンピース程度<br>（5 mm程度）<br>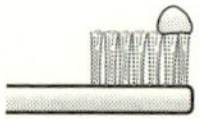 | 1000 ppmF<br>（日本の製品を踏まえ900～1000 ppmF） | ・就寝前を含めて1日2回の歯みがきを行う。<br>・歯みがきの後は、歯磨剤を軽くはき出す。うがいをする場合は少量の水で1回のみとする。<br>・子どもが歯ブラシに適切な量をつけられない場合は保護者が歯磨剤を出す。 |
| 6歳～<br>成人・高齢者 | 歯ブラシ全体<br>（1.5～2 cm程度）<br>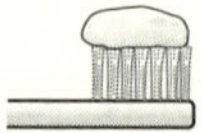 | 1500 ppmF<br>（日本の製品を踏まえ1400～1500 ppmF） | ・就寝前を含めて1日2回の歯みがきを行う。<br>・歯みがきの後は、歯磨剤を軽くはき出す。うがいをする場合は少量の水で1回のみとする。<br>・チタン製歯科材料が使用されていても、歯がある場合はフッ化物配合歯磨剤を使用する。 |

**図1　フッ化物配合歯磨剤の推奨される利用方法**

＊一般社団法人 日本口腔衛生学会，公益社団法人 日本小児歯科学会，特定非営利活動法人 日本歯科保存学会，一般社団法人 日本老年歯科医学会．4学会合同のフッ化物配合歯磨剤の推奨される利用方法 .2023 (https://www.jspd.or.jp/recommendation/article19/) より

## Q6 歯磨きは何分くらいするのがよいですか？

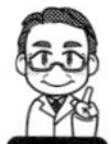

**A** 使う歯ブラシなどによっても異なりますが、上顎を10～15ヵ所に分割して磨くとして、1ヵ所あたり30秒とすると、5～7・5分。下顎も同様にすると、上下で10～15分になります。その前後に、歯間ブラシやタフトブラシを使ってすみずみまで磨くので、人にもよりますが20～30分くらいになるのではないでしょうか。

ただ、すべての人が毎回、これだけ時間をかけて歯を磨くのは大変だと思いますので、1日1回はこれくらい時間をかけてしっかり磨く、ということで構いません。おそらく多くの人は就寝前に行う夜の歯磨き時に一番ゆっくり時間がとれると思うので、その際に時間をかけてしっかり磨くとよいでしょう。

## Q7 力を入れて歯を磨くこと《オーバーブラッシング》はよくないのですか？

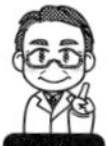

**A** 力強くゴシゴシと歯を磨いていると、その部分の歯ぐきが下がる（上顎の場合は歯ぐきが上がる）恐れがあります。年齢とともに歯ぐきは少しずつ下がって歯根が現

れてくるものですが、オーバーブラッシングをしていると、それを早く進めてしまう可能性があるのです。ブラッシングの適切な圧力は150～200グラムくらいで、強い力で磨く必要はありません。もし歯の頬側の歯根が露出していたら、歯を磨くときの強さを見直してみてください。

また、歯が摩耗するという弊害もあります。

## Q8 歯磨き後、口をゆすぎすぎないほうがよいのですか？

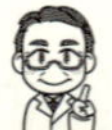

A

はい。フッ素入り歯磨剤でなるべく長く歯を磨き、フッ素成分を口の中にできるだけ長く留めておくためにも、ゆすぎすぎないようにしてください。何度も強くゆすぐと歯垢もよく取れるのではないかと思いがちですが、かえってむし歯予防に効果的なフッ素がなくなってしまいます。できれば、盃《さかずき》1杯くらいの水でそっとゆすぐ程度にしましょう。

## Q9 外出時や災害時などで歯磨きができないとき、代わりにできることはありますか？

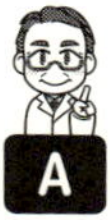

歯についた飲食物の汚れを取る程度でもよいので、どのような状況であっても、できれば歯を磨いてほしいと思います。歯磨剤を使わずに歯ブラシで磨くだけでもいいと思います。また災害時などで使える水が限られているときは、歯磨きをした後に口をゆすがずに軽く吐き出すだけでもよいですし、そのまま飲みこんでしまっても問題ありません。いずれにしても、歯の表面についた歯垢を落とすことが大事だということを知っておいてください。

もし歯を磨くことが難しい状況であれば、キシリトール入りのガムを噛むのもよいかもしれません。キシリトールとは、キシラン（ヘミセルロース）という糖質からつくられる糖アルコールの一種で、むし歯予防効果が実証されている天然甘味料です。非常時においては、これを噛み、唾液を多く出すことも、むし歯を防ぐ一つの方法となりえるでしょう。

## Q10 歯磨きの際に歯ぐきから出血することがありますが、問題ないですか？

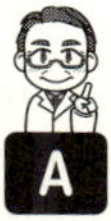

何かしらの問題があるでしょう。考えられる原因は3つあります。

1つめは歯肉炎です。歯肉炎というのは、たとえば、魚の骨が歯ぐきに刺さって炎症を起こしたり、歯周病の初期に歯肉の辺縁部にだけ炎症が起こったりしている状態です。

2つめは歯周病で、歯周病になった部分は、歯磨きなどの刺激によって出血することがあります。3つめは、歯磨きの力が強すぎたり、乱暴すぎたりすることです。

歯ぐきが出血したときは、原因を突き止めて、正しく対処する必要があります。歯周病のチェックや歯磨きが乱暴になっていないかのチェックのために受診することをお勧めします。

# 付録2

# 歯にまつわる素朴な疑問Q&A

# むし歯

## Q1 むし歯になりやすい人、なりにくい人はいますか？

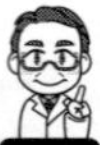

A

むし歯も歯周病も、口腔内の常在菌による感染症です。その常在菌の細菌叢《さいきんそう》が、たとえば親から子へと垂直感染することによっても発症する可能性があります。食べ物の口移しや同じスプーンの使用などによって、むし歯になりやすい細菌叢が相手に移動すると、それが口の中に常在してしまい、その状態によってはむし歯になりやすくなる可能性があると考えられます。ですから、家族の口の健康のためには、親の口の健康も重要であり、また、親から子への口移しはしないほうがよいと考えます。

ただ、他の要因もあるかもしれません。実際に治療で歯を削っていると、軟らかくて削りやすい歯とかたくて削りにくい歯があるのも確かです。歯のエナメル質がうまくつくられないエナメル質形成不全という疾患もあるので、もともと歯の形成において個人差があるということも、むし歯のなりやすさに影響している可能性があります。

## Q2 乳歯はいずれ抜けるので、むし歯になっても問題ないですか？

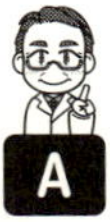

ケースによりますが、問題ないとはいえません。乳歯がひどいむし歯になり、歯根の先に膿が溜まるような状況になると、後続の永久歯の成長にまで影響が及んでしまいます。

また、むし歯などによって交換期より早く乳歯が抜けてしまうと、空いたスペースに隣接する歯が移動してくるため、後で生えてくる永久歯のスペースを確保できず、歯並びが悪くなる恐れもあります。

# 歯周病

## Q3 口呼吸は歯周病に影響しますか？

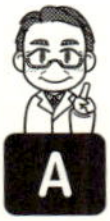

口呼吸は口の中が乾燥しやすいため、唾液の有益な作用が低減されることが考えられます。唾液は、口の中の酸を中和する作用や、脱灰された歯を修復する（再石

灰化）作用、食べ物を消化する作用など、さまざまなはたらきをしています。それらの作用が期待できにくくなるので、歯周病に影響すると考えてよいでしょう。

## Q4 体調が悪くなると歯ぐきが腫れることがありますが、なぜですか？

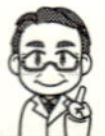

**A**

歯周病は慢性の炎症をともなう慢性疾患なので、歯周病原菌の活動が免疫力に勝ってしまうと、その部位の炎症が急性化する（症状が急激に現れたり、早く進行したりする）ことは起こりえます。そのため、通常は、歯周病による痛みなどの自覚がなくても、体調が悪くなるなどの要因により免疫力が低下した結果、当該部位が急に炎症を起こして、歯ぐきが腫れることはあると考えられます。

また、それほど多いケースではありませんが、体調が悪くなる場合以外に、強い外力が加わった場合にも急性化することはあります。たとえば、歯周病になっている部位に魚の骨が刺さることで急性の炎症が起き、歯ぐきが腫れたり、その部位の歯がグラグラになったりすることはあります。

# 義歯

## Q5 義歯を入れて何年か経ったら、作り替えたほうがよいのですか？

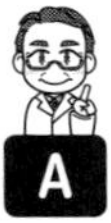


一般的に、義歯は装着してから3～4年くらい経つと壊れてくることが多いので、作り替える必要が出てきます。そうして正しいかみ合わせを回復し、残存歯への悪影響を取り除かなければなりません。材質によっても異なり、プラスチック製は比較的耐久性が低く、金属製は丈夫で変形しにくいということもあり、耐久性が高い傾向にあります。

義歯を装着したら、月に1回、最低でも半年に1回は医師にチェックしてもらうようにしてください。義歯の状態をチェックするのはもちろん、残っている歯や義歯を支えている歯に問題はないか、かみ合わせが均等にできているかなども、定期的に確認することが大切です。それを怠っていると、義歯がうまく適応しなくなる可能性があります。

## Q6 義歯用の洗浄剤は毎日使うべきですか？

**A**

義歯は、専用のブラシなどによって汚れ（デンチャープラーク）を落とすことと、義歯洗浄剤に含まれる酵素などによって義歯の表面に染みついた汚れを分解することが必要です。そのため、できるだけ毎日、洗浄剤も使って手入れをしてください。

# 小児

## Q7 乳幼児は何歳から歯磨きをさせればよいですか？

**A**

歯が生えてきたら、歯磨きをするようにしてください。一般的に、生後4～8ヵ月でまず下の前歯が出てきます。

乳児の歯は小さく、口の中や歯ぐきはデリケートなので、歯ブラシはヘッドが小さめで、ブラシは軟らかめのものが適しています。乳歯が生え始めた頃は、歯ぐきなどを傷つける恐れの少ないシリコンタイプがお勧めです。

乳幼児の歯磨きは、歯や口腔内を清潔にすると同時に、歯磨きに慣れて習慣にすることも大事な目的になります。歯磨きは不快なものと印象づけないよう、やさしく丁寧に磨いてあげましょう。

## Q8 フィッシャーシーラントという方法がありますが、どのようなものですか?

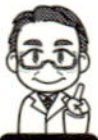

**A**

乳歯のむし歯は、咬合面（かみ合わせ面）の小窩裂溝（歯の表面にある溝やくぼみ）から始まります。その溝を接着性レジンで埋めてしまうのが、フィッシャーシーラントというむし歯予防処置です。

ただ、この処置をしたからといって、絶対にむし歯にならないというわけではありません。食べ物を噛んでいるうちに、ヒビが入ったり欠けたりすることもあり、そこからむし歯になることがあるからです。フィッシャーシーラントをしていても、毎日の歯磨きや、歯科医院での定期的なチェックは必要です。

# 矯正・審美

## Q 9　歯の矯正治療はしたほうがよいですか？

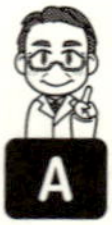


審美的な目的だけでなく、安定したかみ合わせや正しい歯列の位置を獲得することは、歯磨きをしやすくし、歯周病になりにくくし、口腔の健康を管理しやすくします。高齢になって義歯やブリッジを装着する際にも、歯並びが悪いと義歯などを入れるのが難しいことがあるため、歯の矯正は大きなメリットがあります。

そういうことから、どの年代でも矯正治療はよいと思いますが、できるなら早めに治療したほうがよいでしょう。というのも、年齢が上がると、歯を動かす力で歯根が吸収してしまったり、歯根と顎の骨がゆ着していて、動かしたい歯が意図通りに動かない場合があるからです。おそらく20歳くらいまでであれば、そういうことは少ないと考えられます。

## Q 10　歯を白くすることはできますか？

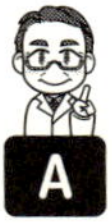


歯のホワイトニングも研究が進んでいて、やり方もバリエーションがあります。一般的に過酸化水素を使うことが多く、以前は歯がダメージを受けることもあったと聞きますが、現在はマイルドな薬剤も開発されています。保険は使えない治療になりますが、興味があれば、かかりつけの歯科医院で相談してみるとよいのではないでしょうか。審美歯科を専門にしているクリニックもありますし、大学病院でも研究しているところがありますので、そういうところを訪ねてみるのも一つだと思います。

## Q11 歯ぐきの色が黒ずんで見えるのは、何が原因ですか？

いくつかの理由が考えられます。

一つは、むし歯の治療で歯にかぶせた金属の影響です。金属から溶け出した金属イオンが原因で変色したり、歯にかぶせた銀歯を外すために削った際、削片が歯肉の中に入り込んで黒く見えたりすることがあります。この場合、金属片が入り込んだ歯肉をそぎ落とす手術を行います。また、歯周病により歯肉がきれいな明るいピンク色ではなく、赤黒いような色を呈してしまうことがあります。慢性炎症を起こしているところがこのように見えますので、個人差はあるでしょうが、歯周病の治療によって明るいピンク色に戻ります。

# 口腔全般

## Q12 口臭の原因は何ですか？ 予防することはできますか？

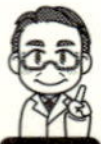

A 口臭の原因としては、大きく3つ考えられます。

1つめは歯周病です。口の中に歯周病原菌を抱えていると、独特の臭いを発します。2つめはむし歯に関連するもので、むし歯治療による歯のかぶせ物や差し歯の隙間などにむし歯が発生すると、歯周病とは少し異なる臭いがしてきます。3つめは舌の表面についた舌苔です。舌の表面には舌乳頭という小さな突起があります。舌乳頭の中でも舌の中央にある糸状乳頭は角質化しているため、そこには舌苔が付着します。多量の舌苔が溜まり、細菌が繁殖すると臭いを発することがあるのです。

予防・解消するには、歯周病やむし歯の治療、毎日しっかり歯磨きすること、口呼吸の改善などが有効でしょう。

# あとがき

私は、1989年（平成元年）より大学病院の高齢者歯科で診療を続けてきました。1989年当時の高齢者の口の中の状態と、三十数年経過した現在の状況は大きく異なっています。かつては、かみ合わせが崩壊し、残存歯のすべてに対して抜歯や歯周病治療、根管治療、歯冠補綴、部分床義歯の装着が必要な患者がほとんどで、これらの事態に直面するたびに、できるだけ短期間の治療で永続性が確保できるようにするには、どのような治療方針をとればよいか、頭を抱えてしまうことが本当によくありました。

もちろん現在でも問題点はあるのですが、ごく少数の事項を解決してあげればよい、というケースが大部分になってきています。「根面う蝕の予防まではできていないが、歯はまぁ磨けている」とか、「深い歯周ポケットがいくつか存在するが、半数近くの歯を抜歯しなければならないほどではない」といった具合です。私が接するのは大学歯学部の附属病院を訪れる人なので、一般の患者とは違うかもしれませんが、「口腔衛生に関する意識や健康リテラシーを高めることで、ここまでできるものなのだ」と思うことが多くなりました。

口腔健康管理ができている高齢者を多数派にするまでには、もうちょっとだと思います。これから高齢期に差しかかるすべての人が、本書で述べてきたことを理解し、それを自分の行動に反映し、行政がほんの少し後押しをすれば、達成できるのではないかと思うのです。２０４０年まであと15年。まだ余裕があります。簡単なことではないと承知していますが、やるべきことが見えてきたので、問題は解決できるのではないか、と考えるようになっています。

さて、本書を終えるにあたり、たいへん多くの方々に感謝を申し上げたいと思います。まず、オーラルフレイル提唱の中心人物であり、きわめて多くのご示唆をいただいた東京大学高齢社会総合研究機構の飯島勝矢教授、「口腔機能低下症」に関する学会見解論文をともに作った日本老年歯科医学会のメンバー（皆様のお名前とご所属を記載したいところですが、読者の皆さんには、ぜひ、この学会見解論文を読んでいただきたいです。少し難しいですが得られるものは大きいと思います）、歯科医師あるいは歯学研究者として育てていただいた東京医科歯科大学（現・東京科学大学）の先輩、同僚、後輩の方々です。本書は私が大学に入学してから48年間で吸収した知識や見解を基に書いています。これらの知識や見解は東京医科歯科大学に所属していたからこそ得られたものだと思っています。

そして最大の謝辞を講談社の須藤寿美子様、出口拓実様、ライターの高橋知子様にお贈りしたいと思います。須藤様は、私が「ブルーバックスで書きたい」と言っていたのをどこからか聞きつけて、書く機会を与えてくださいました。実は須藤様は東京医科歯科大学の卒業生で歯科医師でありながら編集者であるという異色の方であり、本書の重要性を理解してくださっていたからこそ、根気よくお付き合いいただいたのだと思います。高橋様には、かたい文章しか書いたことのない私の上から目線の文章を、読み手サイドに立ったわかりやすい文章に直していただきました。私自身たいへん勉強になりました。そして出口様は、期間こそ短かったのですが、たいへん多くのご意見やアドバイスをいただき、「本はこのようにして出来上がるのか！」ということを実感させていただきました。恐らく私のために寝る時間やご家族との時間をかなり犠牲にされたのだと思います。本当にありがとうございます。

最後に申し上げたいのは、皆さんの口の健康は、わが国の多くの優秀な歯科医師・歯科衛生士・歯科技工士・歯学研究者によって守られています。ご安心ください。でも、最も大事なのは、皆さん自身が口の健康に興味を持ち、日々のケアを実践することです。人生１００年時代を楽しむためにも、口の健康をぜひ手に入れてください。

＊7 Woelfel, J. B., Kreider, J. A. Home reliner ruins dentures and causes shrinkage. *J Prosthet Dent.* 20, 319-325, doi:10.1016/0022-3913(68)90226-6 (1968).

## 第8章

＊1 内閣府.『令和6年版高齢社会白書』(https://www8.cao.go.jp/kourei/whitepaper/w-2024/html/zenbun/index.html) (2024).

## 付録1

＊1 一般社団法人 日本口腔衛生学会，公益社団法人 日本小児歯科学会，特定非営利活動法人 日本歯科保存学会，一般社団法人 日本老年歯科医学会．4学会合同のフッ化物配合歯磨剤の推奨される利用方法(https://www.jspd.or.jp/recommendation/article19/) (2023).

**＊5** Suzuki, H., Kanazawa, M., Komagamine, Y., Iwaki, M., Jo, A., Amagai, N., Minakuchi, S. The effect of new complete denture fabrication and simplified dietary advice on nutrient intake and masticatory function of edentulous elderly: A randomized-controlled trial. *Clin Nutr*. 37, 1441-1447, doi:10.1016/j.clnu.2017.07.022 (2018).

## 第6章

**＊1** 公益社団法人日本口腔外科学会『骨吸収抑制薬関連顎骨壊死の病態と管理：顎骨壊死検討委員会ポジションペーパー 2016』（https://www.jsoms.or.jp/medical/work/guideline/bisphos01/）

**＊2** 米山武義，吉田光由，佐々木英忠，橋本賢二，三宅洋一郎，向井美惠，渡辺誠，赤川安正．要介護高齢者に対する口腔衛生の誤嚥性肺炎予防効果に関する研究．日本歯科医学会誌．20 巻，58-68 (2001).

**＊3** Yoneyama, T., Yoshida, M., Matsui, T., Sasaki, H. Oral care and pneumonia. Oral Care Working Group. *Lancet*. 354, 515, doi:10.1016/s0140-6736(05)75550-1 (1999).

**＊4** Felton, D., Cooper, L., Duqum, I., Minsley, G., Guckes, A., Haug, S., Meredith, P., Solie, C., Avery, D., Chandler, N. D.; American College of Prosthodontists. Evidence-based guidelines for the care and maintenance of complete dentures: a publication of the American College of Prosthodontists. *JADA*. 142(2 suppl), 1S-20S (2011).

**＊5** Iinuma, T., Arai, Y., Abe, Y., Takayama, M., Fukumoto, M., Fukui, Y., Iwase, T., Takebayashi, T., Hirose, N., Gionhaku, N., Komiyama, K. Denture wearing during sleep doubles the risk of pneumonia in the very elderly. *J Dent Res*. 94(3 Suppl),28S-36S. doi:10.1177/0022034514552493 (2015).

**＊6** Bartlett, D.W., Maggio, B., Targett, D., Fenlon, M. R., Thomas, J. A preliminary investigation into the use of denture adhesives combined with dietary advice to improve diets in complete denture wearers. *J Dent*. 41, 143-147, doi:10.1016/j.jdent.2012.10.012 (2013).

doi:10.32136/jsdr.19.1_52 (2015).

＊9 一般社団法人日本老年医学会，一般社団法人日本老年歯科医学会，一般社団法人日本サルコペニア・フレイル学会．オーラルフレイルに関する3学会合同ステートメント (https://www.jstage.jst.go.jp/article/jsg/38/supplement/38_86/_pdf/-char/ja) (2024).

＊10 Iwasaki, M., Shirobe, M., Motokawa, K., Tanaka, T., Ikebe, K., Ueda, T., Minakuchi, S., Akishita, M., Arai, H., Iijima, K., Sasai, H., Obuchi, S., Hirano, H. Prevalence of oral frailty and its association with dietary variety, social engagement, and physical frailty: Results from the Oral Frailty 5-Item Checklist. *Geriatr Gerontol Int.* 24, 371-377, doi:10.1111/ggi.14846 (2024).

## 第5章

＊1 Wakai, K., Naito, M., Naito, T., Kojima, M., Nakagaki, H., Umemura, O., Yokota, M., Hanada, N., Kawamura, T. Tooth loss and intakes of nutrients and foods: a nationwide survey of Japanese dentists. *Community Dent Oral Epidemiol.* 38, 43-49. doi:10.1111/j.1600-0528.2009.00512.x (2010).

＊2 Joshipura, K. J., Hung, HC., Li, T. Y., Hu, F. B., Rimm, E. B., Stampfer, M. J., Colditz, G., Willett, W. C. Intakes of fruits, vegetables and carbohydrate and the risk of CVD. *Public Health Nutr.* 12, 115-121, doi:10.1017/S1368980008002036 (2009).

＊3 Nakamura, K., Nagata, C., Oba, S., Takatsuka, N., Shimizu, H. Fruit and vegetable intake and mortality from cardiovascular disease are inversely associated in Japanese women but not in men. *J Nutr.* 138, 1129-1134, doi:10.1093/jn/138.6.1129 (2008).

＊4 Moynihan, P. J., Elfeky, A., Ellis, J. S., Seal, C. J., Hyland, R. M., Thomason, J. M. Do implant-supported dentures facilitate efficacy of eating more healthily? *J Dent.* 40, 843-850, doi:10.1016/j.jdent.2012.07.001 (2012).

## 第4章

**＊1** 嶋崎義浩. 歯および義歯の状態が全身の健康に及ぼす影響に関する施設入居高齢者の追跡研究 . 九州歯科学会雑誌 . 50 巻 1 号 , 183-206, doi:10.2504/kds.50.183 (1996).

**＊2** Appollonio, I., Carabellese, C., Frattola, A., Trabucchi, M. Influence of dental status on dietary intake and survival in community- dwelling elderly subjects. *Age Ageing*. 26, 445-455, doi:10.1093/ageing/26.6.445 (1997).

**＊3** Fukai, K., Takiguchi, T., Ando, Y., et al. Functional tooth number and 15-year mortality in a cohort of community-residing older people. *Geriatrics & Gerontology International*. 7, 341–347, doi:10.1111/j.1447-0594.2007.00422.x (2007).

**＊4** Tanaka, T., Takahashi, K., Hirano, H., et al. Oral Frailty as a Risk Factor for Physical Frailty and Mortality in Community-Dwelling Elderly. *J Gerontol A Biol Sci Med Sci*. 73, 1661-1667, doi:10.1093/gerona/glx225 (2018).

**＊5** 一般社団法人 日本老年歯科医学会 学術委員会 . 高齢期における口腔機能低下－学会見解論文　2016 年度版－ . 老年歯学 . 31 巻 2 号 , 81-99 (2016).

**＊6** Watanabe, Y., Hirano, H., Arai, H., Morishita, S., Ohara, Y., Edahiro, A., Murakami, M., Shimada, H., Kikutani, T., Suzuki, T. Relationship between frailty and oral function in community-dwelling elderly adults. *J Am Geriatr Soc*. 65, 66-76, doi:10.1111/jgs.14355 (2017).

**＊7** 津賀一弘 , 吉田光由 , 占部秀徳 , 林亮 , 吉川峰加 , 歌野原有里 , 森川英彦 , 赤川安正 . 要介護高齢者の食事形態と全身状態および舌圧との関係 . 日本咀嚼学会雑誌 . 14 巻 2 号 , 62-67, doi:10.14858/soshaku1991.14.62 (2004).

**＊8** 田中陽子 , 中野優子 , 横尾円 , 他 . 入院患者および高齢者福祉施設入所者を対象とした食事形態と舌圧 , 握力および歩行能力の関連について . 日本摂食嚥下リハビリテーション学会雑誌 . 19 巻 1 号 , 52-62,

## COLUMN 1

＊1　株式会社ロッテ「人生１００年時代を『噛むこと』で健康に！噛んで撮影するだけの咀嚼力チェックガム×アプリ登場 – 噛むこと研究室」(https://www.lotte.co.jp/kamukoto/mouth/1792/).

## 第3章

＊1 Demmer, R. T., Jacobs, D. R., Desvarieux, M. Periodontal disease and incident type 2 diabetes: results from the First National Health and Nutrition Examination Survey and its epidemiologic follow-up study. *Diabetes Care*. 31, 1373-1379, doi: 10.2337/dc08-0026 (2008).

＊2 Danesh, J., Wheeler, J. G., Hirschfield, G. M., Eda, S., Eiriksdottir, G., Rumley, A., Lowe, G. D. O., Pepys, M. B., Gudnason, V. C-reactive protein and other circulating markers of inflammation in the prediction of coronary heart disease. *N Engl J Med*. 350, 1387-1397, doi:10.1056/NEJMoa032804 (2004).

＊3 Tonetti, M. S., D'Aiuto, F., Nibali, L., Donald, A., Storry, C., Parkar, M., Suvan, J., Hingorani, A. D., Vallance, P., Deanfield, J. Treatment of periodontitis and endothelial function. *N Engl J Med*. 356, 911-920, doi:10.1056/NEJMoa063186 (2007).

＊4 Nakajima, T., Honda, T., Domon, H., Okui, T., Kajita, K., Ito, H., Takahashi, N., Maekawa, T., Tabeta, K., Yamazaki, K. Periodontitis-associated up-regulation of systemic inflammatory mediator level may increase the risk of coronary heart disease. *J Periodont Res*. 45, 116-122, doi:10.1111/j.1600-0765.2009.01209.x (2010).

＊5 Hasegawa, K., et al. Associations between systemic status, periodontal status, serum cytokine levels, and delivery outcomes in pregnant women with a diagnosis of threatened premature labor. *J Periodontol*. 74, 1764-1770, doi:10.1902/jop.2003.74.12.1764 (2003).

＊6 Dörtbudak, O., Eberhardt, R., Ulm, M., Persson, G. R. Periodontitis, a marker of risk in pregnancy for preterm birth. *JClin Periodontol*. 32, 45-52, doi:10.1111/j.1600-051X.2004.00630.x(2005).

# 参考文献

## 序　章

＊1　高世尚子，他．歯間清掃具によるプラーク除去効果の臨床的検討．日本歯科保存学雑誌．48 巻 2 号，272-277 (2005).

## 第2章

＊1　Momose, T., Nishikawa, J., Watanabe, T., Sasaki, Y., Senda, M., Kubota, K., Sato, Y., Funakoshi, M., Minakuchi, S. Effect of mastication on regional cerebral blood flow in humans examined by positron-emission tomography with $^{15}$O-labelled water and magnetic resonance imaging. *Arch Oral Biol.* 42, 57-61, doi:10.1016/s0003-9969(96)00081-7 (1997).

＊2　Hirano, Y., Obata, T., Kashikura, K., Nonaka, H., Tachibana, A., Ikehira, H., Onozuka, M. Effects of chewing in working memory processing. *Neurosci Lett.* 436, 189-192, doi:10.1016/j.neulet.2008.03.033 (2008).

＊3　百瀬敏光，成田紀之，水口俊介，高橋美和子，小島良紀，佐藤誠，佐々木良太．ガム咀嚼時の内因性ドーパミン放出に関する研究．日本補綴歯科学会第 118 回学術大会プログラム・抄録集（日本補綴歯科学会誌特別号）. 157 (2009).

＊4　Hirano, K., Hirano, S., Hayakawa, I. The role of oral sensorimotor function in masticatory ability. *J Oral Rehabil.* 31, 199-205, doi:10.1111/j.1365-2842.2004.01175.x (2004).

＊5　Kagawa, T., Narita, N., Iwaki, S., Kawasaki, S., Kamiya, K., Minakuchi, S. Does shape discrimination by the mouth activate the parietal and occipital lobes? - near-infrared spectroscopy study. *PLOS One.* 9, 1-10, doi:10.1371/journal.pone.0108685 (2014).

＊6　Yoshizawa, H., Miyamoto, J., Hanakawa, T., Shitara, H., Honda, M., Moriyama, K. Reciprocal cortical activation patterns during incisal and molar biting correlated with bite force levels: an fMRI study. *Sci Rep.* 9, 8419, doi:10.1038/s41598-019-44846-4 (2019).

## ま行



## や・ら行

## た行



## な行



## は行

## さくいん

### 数字・アルファベット



### あ行



### か行

N.D.C.497　286p　18cm

ブルーバックス　B-2288

からだの「衰《おとろ》え」は口《くち》から
歯《は》と健康《けんこう》の科《か》学《がく》
健康寿命を左右する口のケアの最前線

2025年 2 月20日　第 1 刷発行

著者　水口俊介《みなくちしゅんすけ》
発行者　篠木和久
発行所　株式会社講談社
〒112-8001 東京都文京区音羽2-12-21
電話　出版　03-5395-3524
販売　03-5395-5817
業務　03-5395-3615
印刷所　（本文印刷）株式会社新藤慶昌堂
（カバー表紙印刷）信毎書籍印刷株式会社
本文データ制作　ブルーバックス
製本所　株式会社国宝社

定価はカバーに表示してあります。


ISBN978－4－06－538853－2

発刊のことば

# 科学をあなたのポケットに

二十世紀最大の特色は、それが科学時代であるということです。科学は日に日に進歩を続け、止まるところを知りません。ひと昔前の夢物語もどんどん現実化しており、今やわれわれの生活のすべてが、科学によってゆり動かされているといっても過言ではないでしょう。

そのような背景を考えれば、学者や学生はもちろん、産業人も、セールスマンも、ジャーナリストも、家庭の主婦も、みんなが科学を知らなければ、時代の流れに逆らうことになるでしょう。

ブルーバックス発刊の意義と必然性はそこにあります。このシリーズは、読む人に科学的に物を考える習慣と、科学的に物を見る目を養っていただくことを最大の目標にしています。そのためには、単に原理や法則の解説に終始するのではなくて、政治や経済など、社会科学や人文科学にも関連させて、広い視野から問題を追究していきます。科学はむずかしいという先入観を改める表現と構成、それも類書にないブルーバックスの特色であると信じます。

一九六三年九月

野間省一